AMRA

TINA DENK-DOMINIK

Rheuma ist, was DU draus machst!

Nutze die Chance auf ein neues Leben

AMRA

Originalausgabe

Besuchen Sie uns im Internet:
www.AmraVerlag.de

Deutsche Ausgabe:

Auf der Reitbahn 8, D-63452 Hanau
Telefon: + 49 (0) 61 81 – 18 93 92
Kontakt: Info@AmraVerlag.de

Herausgeber & Lektor	Michael Nagula
Umschlaggestaltung	Murat Karaçay
Layout & Satz	nimatypografik
Druck	CPI Moravia Books

ISBN 978-3-939373-55-1

Inhalt

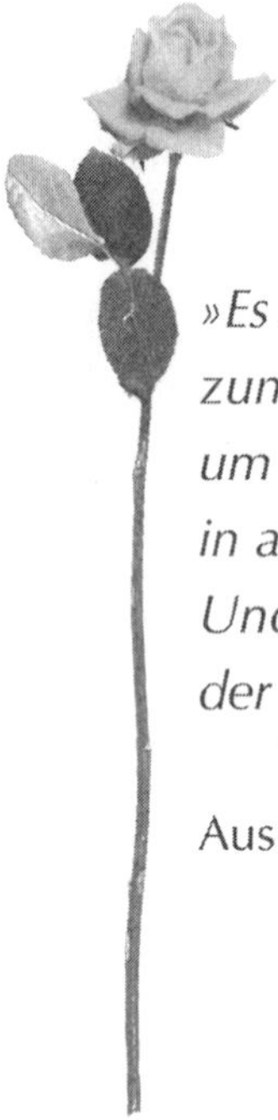

»Es muss das Herz bei jedem Lebensrufe bereit
zum Abschied sein und Neubeginne,
um sich in Tapferkeit und ohne Trauern
in and're, neue Bindungen zu geben.
Und jedem Anfang wohnt ein Zauber inne,
der uns beschützt und der uns hilft zu leben.«

Aus: *Die Stufen* von Hermann Hesse

1

»Rien ne va plus« (Nichts geht mehr!)

Es kommt schleichend. Praktisch aus dem Nichts. Am Anfang ist es kaum mehr als ein leichtes Ziehen in den Gelenken ... hin und wieder. Nicht der Rede wert! Und schon gar kein Grund, gleich zu einem Arzt zu gehen. Beim Laufen, Treppensteigen oder beim Reiten tut mir dann plötzlich auch der rechte Knöchel weh, in den ersten Wochen nur ab und zu, dann aber immer häufiger. Irgendwann ist es so massiv, dass ich, wenn ich nachts oder in den frühen Morgenstunden aufstehen und ins Bad muss, kaum noch auf diesem Fuß auftreten kann und wie eine Einbeinige durch die Wohnung humpele. Rein äußerlich ist nichts zu sehen, bis auf minimale, kaum wahrnehmbare Schwellungen um die Gelenke. Einige Zeit später spüre ich dann auch in den Handgelenken und in meinen Knien einen fiesen, brennenden Schmerz. Meist in den frühen Morgenstunden. Mit dem Aufstehen wird es jedoch besser, und im Laufe des Tages verschwindet er meist völlig.

Eine leise, sanfte Stimme in mir flüstert mir zu: »Da stimmt etwas nicht mit Deinem Körper!«

»So ein Blödsinn!« Ich will diese Stimme nicht hören! Wir haben das Jahr 2006, ich bin gerade 38 Jahre alt, verheiratet –

leider ohne Kinder – und stehe mitten im Leben! Ich bin gertenschlank, treibe Sport, rauche nicht und ernähre mich gesund! Ich bin eine erfolgreiche Geschäftsfrau, singe in meiner Freizeit in einer Band, bin leidenschaftliche Reiterin und führe insgesamt ein tolles und erfülltes Leben (dachte ich bis dahin zumindest …).

Krankheit passt in mein Leben so gar nicht rein!

Und außerdem habe ich für »so etwas« auch überhaupt keine Zeit! Krank sein ist etwas für die »anderen«, für die, die gerne zum Arzt gehen. Aber nicht für mich! Ich bin gesund, basta!

Im September 2006, genau zwei Tage vor unserem lang ersehnten Urlaub auf den Kanaren, wache ich in den frühen Morgenstunden auf und habe furchtbare Schmerzen in meinem linken Knie, das plötzlich doppelt so dick wie das rechte ist! Ich kann kaum noch auftreten, und es tut wirklich unerträglich weh. Mir ist echt zum Heulen zumute! Nicht nur wegen der Schmerzen, sondern weil das ausgerechnet jetzt zum Urlaub passiert, auf den ich mich so gefreut und den ich auch wirklich nötig habe.

Also auf zum Hausarzt.

»Na, was ist denn mit Ihnen los?«, fragt der mich, als ich in sein Zimmer humpele.

Die Antwort kommt wie aus der Pistole geschossen, ohne dass ich lange darüber nachdenke. Noch heute wundere ich mich über diese »Selbstdiagnose«, die mir mein Unterbewusstsein in diesem Moment so prompt geliefert hat. Hatte ich bis dato doch wirklich noch keine Sekunde auch nur annähernd an Rheuma gedacht.

»Ich hab zwar keine Ahnung, wie sich Rheuma anfühlt, aber ich könnte mir vorstellen, *dass es sich genau so anfühlt!*«

Ich lache dabei und tue es als Witz ab! Ist ja auch klar! Schließlich haben nur alte Omis Rheuma, aber doch nicht ICH!

Der Doc kann da eher nicht drüber lachen.

»Liegt Rheuma in Ihrer Familie?«

Ich schüttele den Kopf, obwohl ich diese Frage eigentlich nicht definitiv beantworten kann. Statt noch mal nachzuhaken, tippt der Doc dann erst mal auf eine Entzündung im Kniegelenk und will mich kurzerhand in die Röhre schicken. Jaja, von mir aus, aber bitte alles erst nach meinem Urlaub! Auf mein Drängen hin verschreibt er mir dann starke Schmerzmittel, damit ich wenigstens meinen Urlaub irgendwie überbrücken kann.

An meinem zweiten Urlaubstag auf Fuerteventura wache ich morgens gegen fünf Uhr auf und habe am ganzen Körper so starke Schmerzen, dass ich nicht mehr weiß, wie ich mich am besten hinlegen soll. Ich nehme eine Schmerztablette und versuche doch noch ein wenig zu schlafen, was mir aber nicht wirklich gelingt. Als ich dann um neun Uhr aufstehen will, komme ich fast nicht mehr aus dem Bett. Beide Knie sind nun geschwollen, meine Handgelenke tun so weh, dass ich mich weder irgendwo abstützen noch festhalten kann. Mir ist, als hätte ich am ganzen Körper einen grauenhaften Muskelkater. Es dauert ewig, bis ich es schaffe, wenigstens auf der Bettkante zu sitzen. Ich komme mir vor wie eine alte, gebrechliche Frau. Mein damaliger Ehemann schaut mich nur mit einem hilflosen Achselzucken an. Ich hab das Gefühl, dass er denkt, ich übertreibe, als ich ihm erkläre, dass ich am ganzen Körper fürchterliche Schmerzen habe. Rein äußerlich ist – bis auf die dicken Knie – ja auch nichts zu sehen.

Zum ersten Mal, seit diese Beschwerden aufgetreten sind, kriege ich es wirklich mit der Angst zu tun. Ich möchte gerne aufstehen, mich bewegen und kann es nicht. Mit meinem Körper geschieht etwas, und ich habe keinen Einfluss darauf. Und noch nie in meinem Leben hatte ich solche wahnsinnigen Schmerzen!

Die vierzehn Tage Fuerteventura überstehe ich nur mit starken Schmerzmitteln. Meine Spaziergänge am Strand kann ich mir genauso abschminken wie die durchtanzten Nächte in der Disco, stattdessen liege ich – zugedröhnt und müde von den ganzen Tabletten – fast nur auf der Liege. Gegen Abend wird mein Zustand meist etwas erträglicher, aber die frühen Morgenstunden sind die reinste Hölle für mich, da die Schmerzen um diese Zeit am schlimmsten sind. Am liebsten würde ich erst gar nicht mehr einschlafen. Meine Hoffnung, dass »es« vielleicht von selbst besser wird oder sogar wieder ganz weggeht, schwindet mit jedem neuen Tag mehr.

Wieder zu Hause, geht die Rennerei von Arzt zu Arzt los. Röhre, Verdacht auf Borreliose durch Zeckenstich und was weiß ich noch alles. Nichts davon ist die Ursache. Schließlich kommt doch noch mal ein Arzt auf die Idee, meine Rheumawerte im Blut zu messen. Volltreffer! Das ist es. Rheuma! Ich kann es kaum glauben. Ausgerechnet ich soll Rheuma haben? Das ist ja völlig lächerlich. Diese Krankheit passt ja nun überhaupt nicht zu mir (dachte ich bis dahin zumindest ...).

Ich werde in die Uniklinik Frankfurt geschickt und dort einen ganzen Tag lang von rechts nach links gedreht. Mir wird Blut abgenommen, ich werde untersucht, geröntgt, befragt, mein linkes Knie wird punktiert, und es wird Flüssigkeit entnommen, um zu sehen, ob es nicht vielleicht doch eine Viruserkrankung ist. Das rechte Knie soll auch noch punktiert werden, aber dagegen wehre ich mich. Eine Punktion reicht mir völlig, und zwar am besten fürs ganze Leben! Dann die Endbesprechung beim Professor persönlich.

»Sie haben ganz eindeutig Rheumatoide Arthritis.« Danach ergeht ein Schwall Ärzte-Latein über mich, von dem ich nur etwa die Hälfte verstehe. Es ist mir schleierhaft, warum der Professor ganz offensichtlich denkt, ich hätte auch Medizin studiert?

Seine Worte dringen leise, wie durch dichten Nebel, an mein Ohr.

Etwas in mir weigert sich, ihm wirklich zuzuhören. Etwas in mir möchte auch gar nicht wissen, dass ich unter einer Autoimmunerkrankung leide und mein Körper eigene Strukturen wie die Innenhaut der Gelenke angreift und bekämpft. Und erst recht nicht möchte ich hören, dass dies – wenn ich keine Medikamente einnehme – zu furchtbaren Gelenkdeformationen oder gar zur Zerstörung meiner Gelenke führen kann. Endstation *Rollstuhl*. Ich will das wirklich nicht wissen! Das alles hat doch gar nichts mit mir zu tun!

Anschließend klärt mich der Professor über die Medikamente auf, die ich ab sofort nehmen muss. Metex einmal die

Woche und Cortison täglich. Bei Cortison zieht sich alles in mir zusammen. Schlagwörter wie »aufgedunsener Körper« und »Vollmondgesicht« etc. fallen mir ein. Metex ist mir bis dahin noch kein Begriff. Ich erfahre, dass es ein Basistherapeutikum ist, welches das Fortschreiten der Krankheit und die Zerstörung der Gelenke deutlich verlangsamen kann. Dazu verschreibt mir der Professor hoch potenzierte Vitamine, um »Mangelerscheinungen« beziehungsweise »Schäden« wie Osteoporose, die beispielsweise durch die ständige Einnahme von Cortison entstehen können, zu vermeiden. Außerdem muss ich von nun an alle zwei Wochen zum Blutabnehmen.

Ich stelle die Frage, die mir am meisten unter den Nägeln brennt.

»Wie lange muss ich denn das ganze Zeug einnehmen?«

Er macht ein Gesicht, als hätte ich ihn gefragt, ob er mir mal hunderttausend Euro leiht.

»Was meinen Sie mit ›wie lange‹?«

»Naja, reden wir hier von Wochen oder Monaten?«, antworte ich ungeduldig.

»Diese Medikamente müssen Sie für immer nehmen. Rheuma ist unheilbar! Das werden Sie nie mehr los!«

Mir verschlägt es komplett die Sprache. Wie in Trance nehme ich meine Befunde, sämtliche Rezepte und Informationsblätter sowie den guten Tipp vom Professor, ich solle mich doch gleich in einer Rheuma-Selbsthilfegruppe anmelden, entgegen und verlasse die Klinik. Draußen vor dem Eingang merke ich, wie mir die Tränen das Gesicht hinunterlaufen. Es ist mittlerweile Oktober. Ein schöner sonniger Herbsttag, das bunte Laub wird von einer kühlen Brise über den Bürgersteig geweht – und mein Leben ist plötzlich vorbei. Ich bin unheilbar krank. Wenn ich viel Glück habe, sagt der Professor, und die Medikamente gut anschlagen, kann ich mein Leben, wenn auch mit Beeinträchtigungen, vielleicht doch einigermaßen so weiterführen wie bisher, vorausgesetzt – denke ich bei mir – mein Körper wird nicht von den Nebenwirkungen all dieser Medikamente kaputtgemacht! Wenn ich *kein* Glück habe, lande ich irgendwann im Rollstuhl und werde zum Pflegefall. Auf jeden Fall habe ich keine Chance, jemals wieder ganz gesund zu werden. Ich spüre, wie ich direkt in ein großes schwarzes Loch falle.

Die nächsten zweieinhalb Monate sind die absolute Hölle für mich. Das Medikament Metex entfaltet erst rund zehn Wochen später seine Wirkung, und nur mit dem Cortison bekomme ich die Schmerzen nicht wirklich in den Griff. Am allerschlimmsten ist es in den Handgelenken. Allein die Morgentoilette ist die reinste Qual. Selbst einfachste Bewegungen, wie das Gesicht eincremen, einen Dosendeckel aufschrauben, eine Scheibe von einem Laib Brot abschneiden, sind mir plötzlich unmöglich. Ich muss Stützmanschetten um die Hand- und Kniegelenke tragen. Meinen Job kann ich auch nur noch bedingt ausführen, da ich kaum richtig laufen kann, geschweige denn Auto fahren, und eigentlich nicht mehr in der Lage bin, irgendetwas gescheit zu halten. Vormittags kann ich überhaupt nicht mehr arbeiten, erst gegen Mittag, wenn die Schmerzen durch die Bewegung ein wenig nachlassen, aber an manchen Tagen funktioniert nicht mal das.

Mittlerweile fürchte ich mich sogar davor, anderen Leuten die Hand zu geben, da mich schon ein etwas zu forscher Händedruck in die Knie zwingt und mir vor Schmerz unwillkürlich die Tränen in die Augen treibt. Mein Berufsleben liegt genauso brach wie mein Ehe- und Privatleben. Die Medikamente machen mich permanent müde und lustlos. Diese ständigen Schmerzen und der fehlende Schlaf gehen mir an die Substanz. Meine Nerven liegen völlig blank. Ich kann das bald nicht mehr ertragen. Habe keine Kraft und Energie mehr. Mir ist, als wäre all mein Innerstes nach außen gekehrt und würde schutzlos im Wind flattern. Ich liege nächtelang im Bett und heule vor Schmerzen und vor Verzweiflung. Manchmal würde ich am liebsten aus dem Fenster springen, damit das endlich ein Ende hat! Und dann die quälenden Fragen: Warum passiert *mir* das? Warum werde ausgerechnet *ich* krank? Warum kann ich nicht mein altes Leben wieder zurückhaben und einfach nur gesund sein? So wie früher ...

Das Rheuma zwingt mich – einen überaus aktiven Menschen – gnadenlos zur Ruhe. Ich habe plötzlich sehr viel Zeit, über mich und mein Leben nachzudenken. Und je mehr ich darüber nachdenke, desto mehr komme ich zu dem Ergebnis, dass es mir in Wirklichkeit gar nicht so gut geht, wie ich immer tue. Rein äußerlich und unter materiellen Gesichtspunkten gesehen mangelt es mir zwar an nichts, aber rein emotional bin ich eigentlich kurz vorm »Verhungern«. Mein Eheleben ist die reinste »Eiswüste«, Gefühle werden unter den Teppich gekehrt oder einfach totgeschwiegen. Kein liebes Wort, keine liebevolle Berührung, nicht mal ein

Lächeln. Unser Zusammenleben ist vollkommen »kopfgesteuert«. Selbst das Lachen ist verschwunden. Als wäre das Leben nicht schon ernst genug. Materielle Dinge, die Gesellschaft, die Nachbarn, der Job, alle und alles andere ist so viel wichtiger.

Mir wird immer mehr bewusst, dass ich in meiner Ehe einen ganz wesentlichen Teil von mir, nämlich meine Emotionen wie Lebensfreude, Begeisterung, Zuneigung, Zärtlichkeit, ja meine ganze geballte Weiblichkeit und auch meine Erotik, gar nicht mehr ausleben kann. Also habe ich irgendwann angefangen, das alles zu unterdrücken. Habe einfach resigniert und abgeschaltet. Nach außen hin funktioniere ich perfekt! Alles super und toll! Aber da drinnen in mir, da tut sich rein gar nichts mehr! Ich bin innerlich wie tot. Früher konnte ich mich über jede noch so winzige Kleinigkeit freuen, jetzt kann ich überhaupt keine richtige Lebensfreude mehr aufbringen. Das ist sehr schlimm. Ich bin seelisch – und durch das Rheuma nun auch körperlich – völlig *erstarrt*.

Unbeweglich. Rien ne va plus! Nichts geht mehr ...

Und das mit gerade mal 38 Jahren!

Gerade als ich an dem bisher tiefsten Punkt meines Lebens bin und einfach nur noch aufgeben will, regt sich in mir etwas. Es ist ein – bis dato noch – klitzekleines Fünkchen Trotz oder (Über-)Lebenswille, das mir sagt: »Nein, Du gibt's jetzt nicht auf! Rheuma ist noch lange nicht das Ende Deines Lebens. Hör auf zu jammern und tu endlich etwas!«

Ein Glück, dass ich auf diese innere Stimme gehört habe!

Im Grunde meines Herzens will ich mich einfach nicht damit abfinden, dass Rheuma unheilbar ist und ich nichts weiter machen kann, als bis zum Ende meines Lebens Cortison und Metex zu nehmen und zur Krankengymnastik zu gehen! Und ich will auch nicht glauben, dass das alles sein soll, was ich tun kann! Schließlich gibt es im Leben doch immer noch einen anderen Weg!

In den folgenden Wochen und Monaten beginne ich Bücher von so wundervollen Autoren wie Rüdiger Dahlke, Thorwald Detlefsen oder auch Louise Hay zu lesen, die alle sehr beeindruckend darstellen, welche Verhaltensmuster oder unbewussten, inneren Einstellungen sich hinter welchen Krankheiten verbergen. In vielen Ansätzen, die diese Autoren zum Thema Rheuma oder auch in Bezug auf andere sogenannte »unheilbare« Krankheiten haben, erkenne ich mich wieder. Ich fange an zu begreifen, dass ich nicht einfach »nur krank« bin, sondern dass viel mehr dahintersteckt. Und plötzlich schimmert auch wieder ein Streifen Hoffnung an meinem inneren Horizont auf! In meiner geistigen Vorstellung reift langsam aber sicher ein Veränderungsprozess. Ich hadere nicht mehr mit meinem Schicksal und verschwende auch keine Energie mehr damit, mir den Kopf zu zerbrechen und nach dem »Warum passiert das ausgerechnet mir?« zu fragen.

Vielmehr bin ich neugierig geworden. Ich will nun wissen: »Was will mir diese Krankheit sagen? Was soll ich daraus lernen? Was muss ich in meinem Leben vielleicht verändern, damit es mir wieder besser geht?«

Eines wird mir langsam klar: Es ist kein Zufall, dass ich diese Krankheit bekommen habe. Es ist vielmehr eine Aufgabe, die ich zu meistern habe.

Diese Einsicht nimmt sofort etwas von der bleiernen Schwere, die seit der Diagnose »Rheuma« so massiv auf mein Gemüt drückt. Es fällt mir plötzlich sehr viel leichter, meine Situation wirklich anzunehmen, und ich kann auch besser damit umzugehen.

Hinzu kommt, dass endlich, endlich die Medikamente ihre Wirkung entfalten und meine Schmerzen zwar langsam, aber kontinuierlich nachlassen. Ich kann wieder ein bisschen aufatmen.

All die Jahre war Gesundheit für mich etwas ganz Selbstverständliches! Nun begreife ich erst, wie kostbar sie wirklich ist. Früher war sie einfach da, heute muss ich etwas dafür tun, mein Leben verändern, *mich* verändern, vielleicht sogar kämpfen (zumindest gegen den eigenen inneren Schweinehund), um sie wieder zurückzuerlangen!

Ich recherchiere nach alternativen Heilmethoden und stelle fest, dass es zum Thema Rheuma ein kaum zu überblickendes Angebot an alternativen Therapieformen, Nahrungsergänzungsmitteln, Ernährungsumstellungen und so weiter und so fort gibt. Im ersten Moment bin ich damit überfordert, beschließe dann aber, mich einfach auf mein Bauchgefühl zu verlassen.

Mein Weg führt mich zunächst zu einem bekannten Heilpraktiker, der mir nach einem dreistündigen Gespräch einen ersten und sehr wichtigen Ansatz mit auf den Weg gibt, den ich bis heute nicht vergessen habe. Dieser Ansatz betrifft den sogenannten »Krankheitsvorteil«. Auch wenn es dem einen oder anderen – genau wie mir am Anfang – absurd erscheint, jede Krankheit und somit auch das Rheuma hat einen Vorteil. Zum Beispiel »zwingt« sie oft unsere Partner und Mitmenschen, besser und achtsamer mit uns umzugehen. Ein kranker Mensch wird in der Regel sehr viel liebevoller und nachsichtiger behandelt als ein gesunder! Auf der einen Seite tut das dem kranken Menschen sicherlich sehr gut, auf der anderen Seite birgt es aber den ganz großen Nachteil, dass sich der »Kranke« eventuell daran gewöhnt und – natürlich unbewusst – eigentlich gar nicht mehr gesund sein möchte, weil es ihm mit der Krankheit auf einer anderen Ebene vielleicht besser geht.

So gibt es natürlich noch jede Menge andere »Krankheitsvorteile«, etwa eine ungeliebte Arbeit, die man aufgrund des Rheumas plötzlich nicht mehr verrichten kann beziehungsweise »muss« – oder sonst irgendwelche Aufgaben, die einem schon immer zuwider waren und die man dank des Rheumas auf einmal los ist.

»Vielleicht hat ihr Unterbewusstsein diese Krankheit geschaffen, um endlich wieder die lang ersehnte Aufmerksamkeit von ihrem Partner zu bekommen«, mutmaßt der Heilpraktiker, nachdem er mich auch sehr ausführlich über meine Partnerschaft befragt hat. »Und wenn dieses Prinzip in Ihrer Ehe dann noch funktioniert, besteht die Gefahr, dass Sie nie mehr gesund werden!«

»Die Oma meines Mannes hatte auch ganz stark Rheuma, und er musste sich in seiner Kinder- und Jugendzeit immer um sie kümmern!«, fällt mir plötzlich dazu ein.

»Da sehen sie!«, erwidert der Heilpraktiker. »Dann hat dieses Prinzip in Bezug auf ihren Partner ja schon einmal funktioniert!«

Klar erscheint das im ersten Moment alles sehr weit hergeholt und abwegig. Doch je länger ich darüber nachdenke, desto mehr komme ich zu dem Ergebnis, dass an dieser Theorie doch irgendetwas »dran« ist. Und noch heute, Jahre später, halte ich diese Worte für eine der wichtigsten und hilfreichsten Aussagen während meines ganzen Heilungsprozesses.

Nach Abschluss des Erstgesprächs gibt mir der Heilpraktiker mein Konstitutionsmittel, und zwar Cimicifuga in Form eines einzigen Globulus, allerdings in einer Tausenderpotenz. Und nur Minuten danach, als ich die Praxis gerade wieder verlasse, zeigt dieser Globulus bereits seine Wirkung. Wie aus heiterem Himmel spüre ich plötzlich jenen unglaublichen Energiefluss in mir, den ich so lange Zeit vermisst hatte. All die Gefühle wie Lebensfreude, Glück, Lebensmut und Hoffnung sprudeln in mir hoch und reißen die innerliche Starre in mir hinweg wie ein hochschnellender Strahl aus einer lange versiegten Quelle! Ich habe das Gefühl, dass ein Teil meines Ichs, mit dem ich lange keinen Kontakt mehr hatte, in mir emporströmt. Dankbarkeit und Freude überkommen mich. Dieser großartige Mensch hat es tatsächlich geschafft, mir mit einem einzigen Globulus meine innere Freude und meine Lebenskraft wieder zurückzugeben!

Auf dem Weg nach Hause bin ich so gut gelaunt und fröhlich wie schon lange nicht mehr. Außerdem danke ich dem lieben Gott geradezu dafür, dass mein damals noch Ehemann sich in den letzten Monaten und Wochen mir gegenüber – trotz meines Rheumas – in keinster Weise liebevoller und fürsorglicher verhalten hat.

Ich pfeif auf den Krankheitsvorteil!

Ich will keine vermeintliche Liebe und Aufmerksamkeit, die ja doch nur auf Mitleid beruht.

Ich will lieber wieder gesund werden!

Durch den Besuch beim Heilpraktiker und die Tatsache, dass die Medikamente nun von Tag zu Tag immer besser wirken, geht es mir körperlich und emotional schon erheblich besser.

Ein mir wärmstens empfohlener, sehr von sich selbst überzeugter »Heiler« jagt mir dann allerdings ein paar Wochen später mit dem Kommentar: »Wenn Sie diese Medikamente zehn Jahre nehmen, gehen Ihre ganzen inneren Organe kaputt!« eine Heidenangst ein. Er klärt mich darüber auf, dass Metex aus der Krebstherapie kommt und dort bei bösartigen Tumoren eingesetzt wird. Er empfiehlt mir, sowohl Metex als auch Cortison sofort wegzulassen und mich stattdessen seiner schamanischen Ritualbehandlung zu unterziehen. Mein Bauchgefühl sagt nein. Ganz abgesehen davon ist eine solche Aussage in höchstem Maße fahrlässig, da Rheuma – ohne Medikamenteneinnahme – schwerste Gelenkschäden zur Folge haben kann. Von den Schmerzen mal ganz abgesehen.

Dennoch bin ich ziemlich verunsichert und habe noch dazu plötzlich tierische Angst, meine Tabletten zu nehmen. Klar, vorher hatte ich auch nicht gerade Glücksgefühle, wenn ich meine Medikamente eingenommen habe, aber nun habe ich regelrecht Panik. Erst der Rat und die Behandlung einer anderen Heilpraktikerin nehmen mir wieder die Angst vor möglichen Nebenwirkungen und bestärken mich darin, dass die Schulmedizin absolut ihre Berechtigung hat und bei manchen Krankheiten – zumindest bis dato – unersetzbar ist. Ich lerne, meine Medikamente mit positiven Gedanken und Gefühlen einzunehmen.

Meine nächste und sehr interessante Erfahrung, die ich auf der Spur nach dem Sinn meiner Rheumaerkrankung machte, ist eine Synergetik-Sitzung. Eine Therapeutin versetzt mich in eine leichte Trance und fordert mich auf, in meiner Vorstellung eine Treppe hinabzusteigen in einen großen Raum, in dem sich lauter Türen befinden. Eine Tür trägt die Aufschrift »Rheuma«, und diese öffne ich und trete ein. Zunächst sehe ich nichts als dichten Nebel. Die Therapeutin hält mich an, genau hinzuschauen, was sich vielleicht in diesem Nebel verbirgt.

Plötzlich sehe ich mich selbst da sitzen, als kleines sechsjähriges Mädchen.

Ich sitze da wie erstarrt. Verlassen. Es ist der Tag, als mein Opa vor mir in der Küche von einem Stuhl fällt und an einem Herzschlag stirbt. Er liegt vor mir, sein Gesicht läuft blau an, während alles Leben aus ihm entweicht. Meine Oma schreit, die Nachbarn rennen herbei. Irgendjemand zieht mich weg und setzt mich in eine Ecke. Ich sehe noch mit an, wie der Leichnam meines Opas hinausgetragen wird, ehe ich zur Nachbarin verfrachtet werde.

Mein Opa ist zu dieser Zeit der wichtigste Mensch in meinem noch so jungen Leben. Ich hänge an ihm mit jeder Faser meiner kindlichen Seele, denn einen Vater gibt es für mich nicht. Ich war sozusagen ein »Unfall« oder, wie man heute sagen würde, das Ergebnis eines klassischen One-Night-Stand. Meine Eltern waren bereits vor meiner Geburt schon wieder getrennt beziehungsweise nie so richtig zusammen gewesen. Meine Mutter arbeitet den ganzen Tag, meine Oma hat mit sich selbst genug zu tun. Der Einzige, der immer für mich da ist, ist mein Opa. Mit seinem Tod verschwanden damals alle meine Hoffnungen, und das Kind in mir erstarrte innerlich.

Ich durchlebe diesen für mich so furchtbaren Tag erneut, und die Tränen strömen nur so. Mit Hilfe der Therapeutin wird dieses innere Bild dann durch ein positives Bild ersetzt. Ich nehme das kleine Mädchen, das ich ja selbst bin, in die Arme und führe es dann aus diesem nebligen Zimmer hinaus in die Freiheit.

Es folgen noch weitere Türen, die ich in dieser Sitzung zu öffnen habe. In manchen Räumen erwarten mich zum Teil längst vergangene Erlebnisse, die mich sehr wütend gemacht oder auch sehr verletzt haben. Schlimme Gefühle, die immer noch in meinem tiefsten Inneren brodeln wie in einem glühenden Vulkan. Mir ist, als würde eine unbändige Hitze meinen Körper innerlich verbrennen, und ich erkenne darin meine grauenhaften rheumatischen Schmerzen wieder. Auch hier werden sehr negative Erlebnisse unter Anweisung der Therapeutin noch einmal angeschaut und in liebevolle und positive Bilder umgewandelt. Danach spüre ich, wie eine lindernde, erlösende Kühle in meinen Körper dringt. Die Hitze verschwindet langsam.

Als die Sitzung zu Ende ist, bin ich sehr aufgewühlt und sehr müde, aber innerlich fühle ich mich unglaublich gut und wie befreit. All meine Konzentration richtet sich nun auf die Frage: »Wie werde ich wieder heil und gesund?«

Irgendwann höre ich auch auf damit, negative Berichte von Menschen, die an Rheuma erkrankt sind, zu lesen. Ich meide die Internetforen zu diesem Thema. Ich möchte mein Gemüt nicht noch mit den negativen Erlebnissen anderer Rheumapatienten belasten. Stattdessen verschlinge ich alles, was ich in die Finger bekomme, an Berichten von und über Menschen, die von einer unheilbaren Krankheit wieder genesen sind, die zum Beispiel eine Krebserkrankung überstanden oder sonstige »wundersame« Heilungen erfahren haben. Das stärkt meinen Glauben an Gesundheit und tut mir gut. Außerdem wirken die Medikamente immer besser, und ich werde zusehends schmerzfrei.

Ein mehrtägiges Seminar über sogenannte »Familienaufstellung« nach Bert Hellinger, in der ich »das Rheuma« aufstelle, bringt mich wieder ein Stückchen weiter. Es ist für mich ein Wochenende voller Tränen. Tränen, die lange, viel zu lange ungeweint blieben. Ich lerne, dass die Begegnung mit mir selbst und dem, was ich nicht so gerne wahrhaben will, harte Arbeit ist und manchmal auch sehr wehtun kann. Ich erkenne verschiedene in meinem Leben immer wiederkehrende Muster in mir. Muster, die es schon seit Generationen in meiner Familie gibt und die immer und immer wieder auftauchen. Ein großes Thema dabei ist natürlich das unerwünschte Kind, das ich damals ja war.

Bis zu diesem Seminar bin ich stets davon überzeugt gewesen, dass es im Grunde völlig egal ist, ob man mit nur einem Elternteil aufwächst oder mit beiden. Nie im Leben hätte ich gedacht, dass es so eine große Rolle spielt und ich noch immer so viele belastende und negative Gefühle, die damit zusammenhängen, mit mir herumschleppe. Und niemals hätte ich gedacht, dass dieser ganze emotionaler Ballast mein Leben heute noch permanent unbewusst beeinflusst. Ich musste erkennen, dass auch mein unerfüllter Kinderwunsch damit zu tun hat. All diese belastenden Erfahrungen aus der Vergangenheit wirken sich bis heute auf mein Leben aus und fördern zum Teil sogar noch mein Rheuma.

An dieser Stelle im Detail zu erklären, was genau es mit solchen Aufstellungen auf sich hat, würde sicherlich den Rahmen des Buches sprengen. Wen es interessiert, der kann sich über das Internet oder über den gut sortierten Buchhandel die nötigen Informationen selbst beschaffen. Die Homepage von Bert Hellinger lautet www.hellinger.com. Ich weiß, dass Familienaufstellungen sehr umstritten sind, und deshalb möchte ich mich hier auch weder dafür noch dagegen aussprechen. Aber mir hat es auf meinem Weg der Heilung sehr geholfen, dass ich eine Familienaufstellung gemacht habe, und *wenn* Sie sich dafür entscheiden, kann ich Ihnen nur empfehlen, sie bei einem erfahrenen und ausgebildeten Familientherapeuten zu machen, am besten bei jemand, der selbst mit Hellinger gearbeitet hat. Mittlerweile werden diese Seminare nämlich leider Gottes von »Hinz und Kunz« angeboten, sogar an Volkshochschulen, was ich persönlich für sehr bedenklich halte. Um es mit den Worten Hellingers zu sagen, der auf die Frage eines Journalisten, was er von diesem »Hype« um seine Arbeit hält, antwortete: »Viele Jünger sind die Schande ihres Meisters.«

Sinn einer Familienaufstellung ist es jedenfalls, all das, was an zwischenmenschlichen Problemen aus der Ordnung geraten ist und sich als Krankheit niedergeschlagen hat, wieder in eine für alle Beteiligten gute und liebevolle Ordnung zu bringen. Keine Frage, dass auch ich am Anfang große Zweifel hatte, ob so etwas überhaupt funktionieren kann. Aber es funktioniert. Zumindest nach meiner Erfahrung. Für mich ist es kein Wunder mehr, dass das Rheuma in meinem Leben einen so großen Platz eingenommen hatte. Es ist das Ergebnis des Wegs, den ich zurückgelegt habe. Und wenn man gesund werden will, darf man nicht davor zurückschrecken, einen neuen Weg einzuschlagen – den Weg in sein eigenes Innenleben und seine eigenen Gefühle, den Weg zur größeren Klarheit über sich selbst.

Mit Hilfe der Therapeutin gelang es mir zum Schluss, ein positives Familienbild aufzustellen, in dem »das Rheuma« keine Rolle mehr spielt. Es war nur noch winzig und ganz weit weg von mir. Es hatte keine Bedeutung mehr in meinem Leben. Ich fühlte mich befreit, erleichtert, so als hätte jemand eine schwere Last von mir genommen. Und mit diesem wundervollen Gefühl fuhr ich nach Abschluss des Seminars wieder heim.

In den darauffolgenden Tagen und Wochen bemerkte ich eine spürbare Verbesserung. Die Morgensteifigkeit meiner Gelenke ließ nach. Ein Jahr später meldete ich mich erneut zu einer Familienaufstellung an, und wieder konnte ich absolut positive Erfahrungen für mich mitnehmen.

Heute probiere ich auch gern verschiedene Nahrungsergänzungsmittel, Enzympräparate und Schüsslersalze aus und bemühe mich, meine Ernährung umzustellen und auf Lebensmittel, die den Entzündungsprozess im Körper noch fördern, wie Schweinefleisch, Milchprodukte, Süßigkeiten und Alkohol, nach Möglichkeit zu verzichten. Aber alles in einem gesunden Mittelmaß und ohne mir selbst irgendeinen Zwang aufzuerlegen.

Ich habe beschlossen, mein Leben trotz »Rheuma« zu genießen.

Und ich glaube nicht, dass es mir besser geht, wenn ich mir selbst jeden Spaß nehme.

Auch den Sport versuche ich nun etwas gelassener anzugehen. Entspannung statt Hochleistung. Da das Joggen nicht gut für meine Kniegelenke ist, beschränke ich mich aufs Walken und stelle mit Freude fest, dass mir das sogar viel besser bekommt. Immer wieder lese ich Bücher, die sich mit positivem Denken und der Aktivierung der Selbstheilungskräfte beschäftigen, und versuche, all dies tagtäglich und so gut es geht in meinem Leben anzuwenden.

Natürlich gibt es nach wie vor Tage, an denen ich einen »Durchhänger« habe und mies drauf bin, aber selbst mit solchen Stimmungsschwanken kann ich immer besser umgehen. Sie machen mich nicht mehr so unglaublich nieder. Mein Glaube an Gesundheit wird immer stärker. Und je stärker er wird, desto weniger spüre ich etwas von dem »Rheuma« in mir.

Meine Ehe – oder vielmehr das, was davon noch übrig war – hat diesen Veränderungsprozess allerdings nicht überlebt. Ich trennte mich nach acht Jahren schließlich von meinem Mann und begann wieder ein eigenes Leben zu führen.

Im Nachhinein kann ich nicht sagen, was am besten oder was weniger gut geholfen hat. Das ist meiner Meinung nach auch nicht so wichtig. Ich denke, es ist eine Mischung von allem, die unterm Strich den Erfolg ausmacht. Und genau das, nämlich »meine eigene Mischung«, hat mir geholfen, dass ich die Medikamente irgendwann langsam reduzieren konnte, ohne unter neuerlichen Rheumaschüben zu leiden.

Seit über zwei Jahren komme ich jetzt gänzlich ohne Metex und nur mit einer Dosierung von zwei bis drei Milligramm Cortison aus. Die Ärzte beglückwünschen mich. Meine Blutwerte sind erstklassig, keine Spur von Nebenwirkungen, ich wiege nach wie vor 59 Kilo bei 1,72 Meter Größe – mir geht es super gut. Ich habe mein Leben zurück, kann alles machen, was ich will, ohne jegliche Beeinträchtigung. Das Rheuma in mir ist irgendwann so in Vergessenheit geraten, dass ich jeden, der mich nach meinem Befinden in Sachen Rheuma fragt, im ersten Moment völlig verdutzt anschaue, weil es so weit weg von mir ist.

Und das ist gut so.

Ich verschwende kaum noch einen Gedanken daran, und je weniger ich daran denke, umso weniger spielt es eine Rolle in meinem Leben. Als die Sache mit meiner Scheidung aktuell wurde, kriegte ich zwar noch einmal einen größeren Schub, aber selbst den bekam ich diesmal sehr viel schneller wieder in den Griff als beim ersten Mal.

Mir ist natürlich klar, dass ich damit noch nicht wirklich geheilt bin und dass ich jederzeit wieder einen Schub bekommen kann. Ich weiß auch, dass der Weg, den ich eingeschlagen habe, noch lange nicht zu Ende ist.

Mein Heilungsprozess wird nicht von heute auf morgen seinen Abschluss finden. Das Rheuma hat vermutlich sehr lange gebraucht, um sich in meinem Körper zu entwickeln, und deshalb braucht es auch seine Zeit, um wieder zu verschwinden. Ich übe mich in Geduld, was nicht gerade meine Stärke ist – und somit eine weitere Lernaufgabe für mich.

Was sich allerdings sehr schnell geändert hat, ist mein Bewusstsein. Gesundheit ist nun keine Selbstverständlichkeit mehr für mich. Sie ist mein höchstes Gut, mein wichtigstes Ziel.

Und eines ist mir in all dieser Zeit auch klar geworden:

Rheuma ist eine Aufforderung, sich auf die Suche nach sich selbst zu begeben. Rheuma lehrt uns – wenn wir es zulassen –, neue Wege zu gehen und Neues auszuprobieren. Denn für Rheuma gibt es kein Allgemeinrezept. Und es gibt auch keinen Arzt oder Heiler auf dieser Welt, der einem genau sagen kann, was für einen selbst das Richtige ist. Das herauszufinden obliegt in erster Linie unserer eigenen Verantwortung.

Auch habe ich gelernt, Menschen, die behaupten, sie hätten das einzig wahre Allheilmittel gefunden oder nur ihre Behandlungsmethode wäre die richtige, mit einer gewissen Vorsicht zu begegnen – gerade in Bezug auf die sogenannten Nahrungsergänzungsmittel, von denen es ja eine Unmenge gibt, die Rheuma oder Arthrose angeblich heilen sollen. Man darf nicht vergessen, dass Rheuma eine Volkskrankheit ist. Allein in Deutschland sind rund zehn Millionen Menschen von dieser Krankheit betroffen. Damit lässt sich also prima Geld verdienen! Vertrauen ist sicherlich gut, es schadet aber auch nichts, gewisse Dinge ab und zu mal genauer zu hinterfragen.

Am Aller-Aller-Allerwichtigsten ist es jedoch, nicht zu resignieren und überhaupt den ersten Schritt in Richtung Gesundheit zu gehen!

Und noch eine Erkenntnis hat sich bei mir im Laufe dieser Erkrankung herauskristallisiert:

»Je positiver und lebensbejahender meine innere Einstellung ist, oder anders gesagt, je besser ich drauf bin, umso weniger spüre ich das Rheuma.«

Also sorge ich nun mit jedem neuen Tag dafür, dass es mir gut geht, dass ich »Lachen, Leben und Lieben« kann.

Das ist die allerbeste Medizin gegen Rheuma, die es überhaupt gibt.

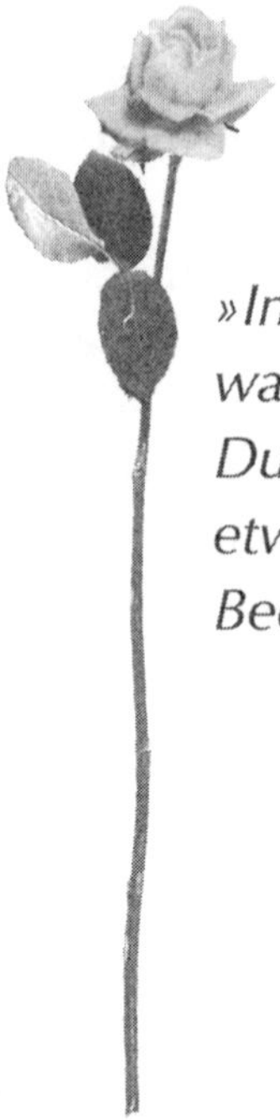

*»In erster Linie ist Rheuma das,
was Du selbst daraus machst.
Du kannst es annehmen und
etwas daraus lernen – über Deine
Bedürfnisse und Dein Leben.«*

Rheuma – Was ist das und woher kommt es?

Eine pauschale und allgemein gültige Antwort auf diese Fragen zu geben, ist eher schwierig, denn unter der Bezeichnung »Rheuma« werden mittlerweile weit über vierhundert Arten sogenannter rheumatischer Erkrankungen zusammengefasst. »Rheuma« ist also lediglich ein Sammelbegriff. Ein großer Topf, in den vieles hineingeworfen wird.

Aber im Grunde ist »Rheuma« zunächst einmal noch gar keine richtige Diagnose.

Diese gilt es nämlich bei jedem einzelnen Patienten gesondert zu stellen. Und das ist auch für einen Mediziner nicht immer auf Anhieb leicht. Das beste Beispiel dafür ist die Aussage eines Arztes aus meinem Bekanntenkreis, der das mal sehr salopp so formuliert hat: »Fällt dem Doktor nichts mehr ein, könnte es auch ›Rheuma‹ sein!«

Rheuma hat im wahrsten Sinne des Wortes viele »Gesichter«, denn jeder Mensch leidet anders darunter oder hat unterschiedliche Symptome und Krankheitsverläufe. Rheuma ist niemals bei allen Menschen gleich.

Der Begriff »Rheuma« leitet sich von dem griechischen Wort »Rheo« ab, was »fließen« heißt. Mit Rheuma sind daher ziehende, brennende oder auch stechende Schmerzen gemeint, die durch unseren Körper fließen und unseren Stütz- und Bewegungsapparat angreifen und bis zur Bewegungsunfähigkeit lahmlegen können.

Die Schulmedizin spricht von den »Krankheiten des rheumatischen Formenkreises«, der wiederum in vier Hauptgruppen eingeteilt ist, in die entzündlichen rheumatischen Erkrankungen wie Rheumatoide Arthritis oder Morbus Bechterew, die degenerativen Erkrankungen wie Arthrose, die durch Stoffwechselstörungen wie Gicht bedingten Rheumaerkrankungen und den Weichteilrheumatismus, auch als Kollagenosen bezeichnet, der unter Umständen sogar lebensbedrohlich sein kann, da die inneren Organe davon betroffen sind.

Unter diesen vier Rheumaerkrankungen sind die am häufigsten vorkommenden jene, die zur Gruppe der entzündlichen rheumatischen Erkrankungen gehören. Im Gegensatz zur ebenfalls sehr häufig auftretenden Arthrose, die durch Verschleißerscheinung entsteht, zerstört bei der Rheumatoiden Arthritis oder chronischen Polyarthritis das körpereigene Abwehrsystem aufgrund einer Fehlfunktion gesunde Zellen, genauer gesagt die Innenwände der Zellen in unseren Gelenken! Und das verursacht diese abartigen Schmerzen. Das Immunsystem dreht sozusagen völlig durch! Im Grunde ist das völlig absurd. Mir fällt es nach wie vor sehr schwer zu begreifen, wie unser Körper, der ja wirklich ein wahres Wunderwerk der Natur ist, etwas derart Verrücktes tun kann. Und vor allem, *warum* tut er das?

Das eigentlich Gefährliche an der ganzen Sache ist, dass durch diese Störung des Immunsystems die gesunde Zellinnenwand in den Gelenken angegriffen und beschädigt wird. Wenn wir diesen Prozess nicht aufhalten können, sind – von den furchtbaren Schmerzen mal abgesehen – schwerste und zum Teil irreparable Gelenkdeformationen, Gelenkersatz oder sogar die völlige Unbeweglichkeit die Folge. Deshalb müssen wir unverzüglich handeln, bevor es zu spät ist! Die besten Chancen haben natürlich die Patienten, bei denen diese Krankheit schon in einem relativ frühen Stadium diagnostiziert wird.

Die genaue Ursache von rheumatischen Erkrankungen ist nach wie vor unbekannt, auch wenn die Schulmedizin davon ausgeht, dass sie zum größten Teil erblich bedingt sind. Darauf lassen Untersuchungen schließen, die ergaben, dass bestimmte rheumatische Erkrankungen genetische Übereinstimmungen aufweisen. Es gibt aber auch einige wenige rheumatische Erkrankungen, die aufgrund einer bakteriellen Infektion hervorgerufen werden.

Bis zum heutigen Tage gelten Autoimmunerkrankungen und somit auch das entzündliche Rheuma als (noch) nicht heilbar. Die (bislang) einzige Hilfe sind entsprechende Medikamente, die das Abwehrsystem kontrollieren und die Entzündung im Körper und damit auch die schlimmen Schmerzen stoppen.

Viele Menschen sind – genau wie ich selbst es war – der Meinung, Rheuma sei eine »Alterskrankheit«. Dabei tritt die entzündliche Form des Rheumas in der Regel meist zwischen dem dreißigsten und vierzigsten Lebensjahr auf. Und interessanterweise sind vorwiegend Frauen und weniger oft Männer von Rheuma betroffen.

Aber nicht nur Erwachsene können mit Rheuma konfrontiert werden. Es gibt auch kleine Kinder, die unter schwerem Rheuma zu leiden haben. Für sie ist diese Krankheit mit all den Bewegungseinschränkungen und fürchterlichen Schmerzen natürlich besonders hart. Seit ich einmal einen Bericht über von Rheuma betroffene Kleinkinder gelesen habe, bin ich direkt dankbar dafür, dass diese Krankheit bei mir erst mir auchtunddreißig Jahren ausgebrochen ist.

Grundsätzlich ist Rheuma nicht nur eine »Entzündung«, »Verschleißerscheinung« oder »Stoffwechselerkrankung« in unserem Körper. Hinter Rheuma verbirgt sich noch sehr viel mehr.

Es ist mittlerweile hinreichend bekannt, dass Rheuma, genau wie andere vermeintlich unheilbare Krankheiten, auch einen psychosomatischen Hintergrund hat. Das heißt nichts anderes, als dass sich unser psychisches Leiden auf unserer körperlichen Ebene ausdrückt. Die Schmerzen unseres Körpers sind in der Regel die Schmerzen unserer Seele. Ängste, Depressionen, Phobien, Hass, Trauer, seelischer Stress, all das fördert solche Krankheitsprozesse in uns. Demzufolge muss unser seelisches und mentales Befinden zwangsläufig auch einen sehr großen Einfluss auf unseren Körper haben. Das wiederum heißt, dass es für eine erfolgreiche Rheumabehandlung unbedingt erforderlich ist, diese nicht ausschließlich unter schulmedizinischen Gesichtspunkten zu betrachten und zu behandeln, sprich die Krankheit einfach nur »hinzunehmen« und Tabletten zu schlucken, sondern den Blick auch über den Tellerrand hinaus zu werfen. Soll der Körper wieder gesunden, müssen wir daran arbeiten, dass auch unsere Seele wieder »heil« wird.

Untersuchungen und Studien haben ergeben, dass wir Rheumapatienten bestimmte charakteristische Eigenschaften gemein haben. Die meisten von uns gaben auf Befragung nach ihren Lebensumständen und persönlichen Gepflogenheiten an, eher überaktiv als passiv zu sein (der sogenannte »Hansdampf in allen Gassen«), verbunden mit einem übertriebenen Ehrgeiz, alles zwanghaft besser machen und perfekt sein zu wollen und auch zu müssen.

Wir Rheumatiker neigen dazu, uns mit Arbeit und Pflichten nur so vollzuladen. Seht alle her, was wir schaffen! Ruhe oder Müßiggang widerstrebt uns in der Regel. Auffallend ist auch unsere große Bereitschaft, sich für andere aufzuopfern. »Nein« zu sagen fällt uns genauso schwer wie eine Bitte abzulehnen. Wir schimpfen so gut wie nie und würden einem anderen niemals so richtig die Meinung »geigen«. Die Angst in uns vor einem möglichem Liebesentzug ist zu groß. Lieber tun wir uns selbst weh als einem anderen Menschen. Unsere emotionale Schmerzgrenze scheint unendlich dehnbar zu sein. Wir sind Meister im Verzeihen und Vergeben, zumindest nach außen hin und bei den anderen.

Bei uns selbst setzen wir dann allerdings ganz andere Maßstäbe an. Da sind wir kritisch, streng und unverzeihlich. Und in uns drinnen sieht es freilich auch ganz anders aus. Da ärgern wir uns nämlich und sind wütend, dass wir so unfähig sind, etwas abzulehnen oder gar unseren Zorn zum Ausdruck zu bringen.

Wen wundert's da noch, dass mehr Frauen von Rheuma betroffen sind? Neigen wir Frauen doch im Allgemeinen viel mehr als Männer dazu, die Dinge einfach klaglos hinzunehmen. Wir sind von Natur aus passiver. Wir sind dazu erzogen, Verständnis zu haben. Wutausbrüche gelten nicht als »damenhaft«.

Also schlucken wir vieles hinunter, fressen es in uns hinein, stauen es in unserem Körper an, bis sich ein giftiges, brodelndes Gemisch entwickelt, das uns nun von innen regelrecht aufzufressen beginnt. Wir sind sozusagen »richtig sauer«. Unser Körper ist im wahrsten Sinne des Wortes »übersäuert«. Die Selbstzerstörung in uns nimmt in Form einer ständigen Entzündung ihren Lauf.

Diese Theorie spiegelt sich übrigens auch in der Naturheilkunde wider, die bei rheumatischen Krankheiten von »giftigen Ablagerungen« im Körper spricht. Das sind zum einen die sogenannten Toxine, die durch übermäßige, ungesunde Nahrung, Alkohol, Nikotin oder Sonstiges im Körper angesammelt werden, aber auch jene mentalen Gifte wie Wut, Trauer und all die tiefen Verletzungen, die im Laufe der Zeit dicke Narben auf unserer Seelenhaut hinterlassen haben. Sie alle setzen sich bevorzugt im Binde- und Fettgewebe ab. Aus diesem Grunde sind für eine erfolgreiche Rheumatherapie eine gesunde Ernährung sowie ausreichende und wohldosierte Bewegung genauso wichtig wie eine gute medizinische Versorgung. Auf diese Weise kann der Körper nämlich das Fettgewebe und damit auch die darin befindlichen Gifte besser abbauen und ausscheiden.

Rheuma ist also niemals nur ein Aspekt, sondern immer eine Mixtur von allem. Deshalb brauchen wir auch eine Behandlung, die sowohl die geistig-mentale als auch die seelische und körperliche Ebene mit einbezieht.

In allererster Linie ist Rheuma aber das, was DU selbst daraus machst.

Es liegt an Dir!

Du kannst es klaglos hinnehmen, verdrängen, in Selbstmitleid aufgehen, Dich einfach aufgeben …

oder aber
es annehmen und es als eine Chance sehen,
etwas daraus zu lernen,
über
Dich selbst, Deine Bedürfnisse und Dein Leben!

Und diese Entscheidung hast allein DU in DEINER Hand, und sie beginnt in DEINEM Kopf und in DEINEN Gedanken!
Drum entscheide Dich doch lieber für das Positive und mach einfach das Beste für Dich daraus!

Und genau dabei wollen Dir die nachfolgenden Zeilen helfen …
wenn Du bereit bist, Dich darauf einzulassen …

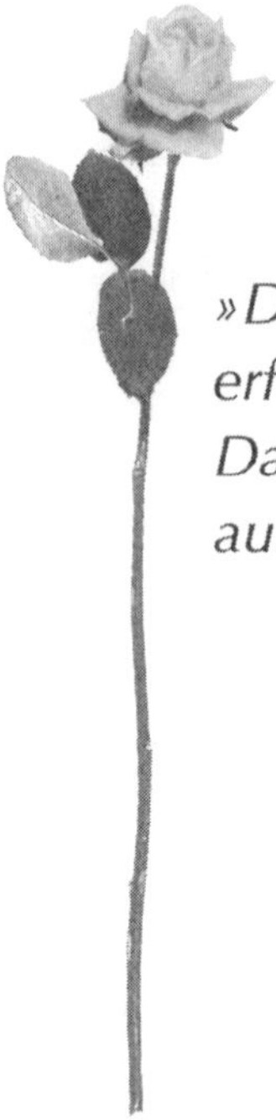

»Du bist hier, um ein glückliches, erfülltes und gesundes Leben zu führen. Das ist der wahre Sinn Deines Daseins auf dieser Erde.«

2

Der Beginn einer Reise oder worum es geht

Liebes Menschenkind,

eine Krankheit wie Rheuma ist für jeden von uns ein massiver Einschnitt in unser Leben.

Dennoch bedeutet Rheuma noch lange nicht das »Aus« für unsere Lebensfreude und unsere Lebensqualität.

Rheuma ist auf unserem Lebensweg im übertragenen Sinn wie die »30er Zone« in einer Ortschaft, die uns dazu auffordert, endlich langsamer und vor allem sehr viel achtsamer zu fahren.

Auch wenn Du vielleicht sehr verzweifelt, mutlos und traurig bist und das Gefühl hast, mit Deiner Krankheit ganz alleine dazustehen ...

Auch wenn Du vielleicht denkst, dass all die Therapien, die Medikamente, die zahllosen Stunden beim Physiotherapeuten und so weiter sinnlos sind, weil Rheuma ja sowieso »unheilbar« ist ...

Auch wenn Dich die Schmerzen in die Knie zwingen und all Deine Lebensfreude und Deine Hoffnung verloren gegangen zu sein scheinen ...

BITTE GIB DICH NICHT AUF!

Zieh Dich nicht zurück, sondern bleibe mittendrin in Deinem Leben!

Denn Dein Leben kann trotz Rheuma genauso lebenswert wie vorher sein, wenn Du bereit bist, es zuzulassen und ein klein wenig dafür zu tun! Und dafür ist es nie zu spät, denn es gibt immer zu jeder Zeit und für jeden von uns die Möglichkeit, alles ein bisschen besser zu machen!

Du bist hier, um ein glückliches, erfülltes und gesundes Leben zu führen!
Das ist der wahre Sinn Deines Daseins auf dieser Erde, auch und erst recht, wenn Du Rheuma hast!

Das ist Dein wahres persönliches Ziel!

Und auf dem Weg dorthin, auf dem Weg durch Deine Gedanken und Gefühle, möchte Dich dieser kleine »Reiseführer« begleiten und Dir helfen, Deine Freude am Leben, Deine gute Energie und Deine Zuversicht wieder zurückzugewinnen.

Er möchte Dich dabei unterstützten, Deine Lebensqualität – trotz Rheuma – zu verbessern und Dir zeigen, wie Du mit dieser Krankheit besser und leichter für Dich umgehen kannst und wie Du auf Deiner mentalen Ebene eine gesunde Basis für Deinen Heilungsprozess erschaffen kannst.

Eines wollen wir auf dieser »Reise« allerdings ganz bewusst versuchen, nämlich loszulassen, und zwar die ständigen Gedanken an die Diagnose »unheilbar«, an Schmerzen, geschwollene Gelenke, an Bewegungsunfähigkeit, Hoffnungslosigkeit, Verzweiflung und Traurigkeit. Wir wollen stattdessen ab sofort daran arbeiten, all die uns immer kranker machenden Emotionen und Schlagwörter im Zusammenhang mit dieser Krankheit durch »gesunde« Gedanken und Gefühle zu ersetzen. Deshalb sollen hier auch nicht die Vor- und Nachteile von Medikamenten oder Therapien erörtert werden. Du wirst auf den nachfolgenden Seiten auch keine medizinischen Beiträge, Tipps zur Ernährungsumstellung, spezieller Gymnastik oder sonstige Behandlungsvorschläge finden. Über all das gibt es bereits ein sehr gutes Angebot an entsprechender Fachliteratur.

In diesem »Reiseführer durch unsere Gedanken und Gefühle« geht es einzig und allein darum, was wir auf unserer mentalen Ebene tun können, um uns das Leben mit Rheuma zu erleichtern und die bestmöglichen Heilungserfolge zu erzielen.

Die Botschaft – auf die wir uns ab jetzt konzentrieren wollen – heißt:

Heilung beginnt zuallererst in unserem Kopf, in unserer Vorstellung und in unseren Gefühlen!
Erst wenn wir in unserem Kopf wieder ein »gesundes Bewusstsein« mit guten Gedanken und heilungsfördernden inneren Bildern und Gefühlen erschaffen, erst dann nämlich können Therapien und Medikamente ihre optimale Wirkung entfalten.

Auf einem Betonboden können bekanntlich keine Samenkörner gedeihen. Manchmal gleicht unser Unterbewusstsein aber aufgrund unserer ständigen negativen inneren Dialoge, unserer Ängste, Enttäuschungen, Verletzungen, negativen Erwartungen und was derlei mehr ist einem solchen harten »Betonboden«, auf dem weder Freude noch Lebensmut und erst recht keine Gesundheit wachsen und gedeihen kann. Also liegt es an uns, diesen »inneren« Boden – sprich unser Bewusstsein – auf unsere Rheumatherapie überhaupt erst einmal vorzubereiten, und zwar unabhängig davon, wie unser Rheuma medizinisch behandelt wird und welche Rheumamedikamente wir einnehmen.

Negative Gedanken und Gefühle verhindern *vehement* unseren Heilungsprozess!

Aber genau das können wir uns als Rheumapatient nicht mehr leisten!

Wir Rheumatiker brauchen ein gesundes, liebevolles inneres Bild von uns. Ein Bild, das unser Herz wärmt und unserer Seele guttut.

Und ebenso wenig können wir es uns leisten, einfach nur tatenlos im »Wartezimmer des Lebens« zu sitzen und zu erwarten, dass andere uns gesund machen. Erst recht nicht, wenn wir tief in unserem Herzen auch noch davon überzeugt sind, dass ja sowieso alles keinen Sinn macht! Mit einer solchen Einstellung arbeiten wir *gegen* jede Behandlung, *gegen* jedes Medikament und *gegen* unsere Heilung!

Es ist deshalb, *begleitend zu jeder Therapie,* unsere Aufgabe, ab sofort unsere volle Aufmerksamkeit auf all die guten Gedanken und Gefühle in uns und natürlich auf unsere Gesundheit zu richten. Das hört sich zunächst sehr einfach an, ist es aber leider nicht, weil wir damit beginnen müssen, unsere tägliche innere »Gedankenflut« und unser Gefühlsleben bewusster zu kontrollieren und sehr viel achtsamer mit uns selbst – und dem, was wir denken und glauben – umzugehen. Und das erfordert schon eine ziemliche Willenskraft und natürlich auch Selbstdisziplin! Zur Unterstützung unserer Rheumabehandlung lohnt sich das aber doppelt und dreifach!

Wenn wir unser Rheuma so gut wie möglich lindern, zum Stillstand bringen oder sogar heilen wollen, dann ist es von allergrößter Wichtigkeit, unser Bewusstsein tagtäglich mit gesunden Gedanken und gesunden Vorstellungen so »prall« zu füllen, dass wir vollkommen »erfüllt« sind und für negative innere Bilder gar kein Platz mehr ist. Und wir sollten uns selbst wieder erlauben, von ganzem Herzen an unseren Heilungserfolg glauben zu dürfen.

Je besser uns das gelingt, desto besser sind die Chancen, dass *wir das Rheuma in den Griff bekommen* und nicht das Rheuma uns.

Das ist der Inhalt dieses »Reiseführers«. Er soll Dir beistehen, Dir Mut machen und Dir in Zeiten voller Angst und Zweifel eine kleine Hilfe sein!

Er soll Dich bestärken und Dich unentwegt daran erinnern, nicht zu resignieren, egal wie stark Dein Rheuma im Moment auch sein mag!

Du bist damit nicht allein auf dieser Welt! Es gibt so viele Menschen, die davon betroffen sind und die nach besseren Wegen suchen, um mit dieser Krankheit umzugehen oder ganz davon geheilt zu werden. Lass uns doch einfach gemeinsam den Weg des Lichtes, der Hoffnung und Zuversicht beschreiten! Lass Dich dafür begeistern, Dich selbst wieder neu zu entdecken und Deine Lebensfreude, Deine Selbstliebe zu entfachen!

Dein Körper verfügt über enorme Selbstheilungskräfte, und Du allein bist fähig, diese wieder zu aktivieren und den eigenen inneren Heilungsprozess in Gang zu setzen.

Nimm Dir all die Menschen auf dieser Welt zum Vorbild, die es geschafft haben, trotz Rheuma ein normales und beschwerdenfreies Leben zu führen! Lies die positiven Berichte und »gesunden« Erlebnisse von anderen Menschen mit dieser Krankheit, denn sie sind es, die uns Mut machen und uns Kraft geben können, und nicht all die negativen Erfahrungen, das Leid und die Verzweiflung anderer Rheumapatienten.

Erlaube Dir wieder, mit jeder Faser Deines Herzens an Deine fortschreitende Genesung und an Deine Gesundheit zu glauben!

Dieser unbeirrbare Glaube ist so unendlich wichtig für Deinen Heilungsprozess. Und wenn Du es Dir selbst nicht erlaubst und Dir keine Chance gibst, wer in aller Welt sollte es dann für Dich tun? Und ein toller Nebeneffekt ist, dass wiederum *Dein* Glaube an Gesundheit und *Dein* Wille zum »Heilwerden« das Vorbild für andere, rheumakranke Menschen sein kann und Du damit Deinerseits helfen kannst,

Zuversicht und Licht in die dunkle Welt vieler an Rheuma erkrankter Mitmenschen zu tragen.

Wäre das nicht – neben Deinem eigenen Heilungserfolg – ein weiteres wundervolles und absolut erstrebenswertes Ziel?

Drum lass Dich einladen! Wage den Sprung zurück auf die helle Seite Deines Lebens!

Öffne Dein Herz und lass wieder Licht hinein!

Dein Leben ist ein kostbares Geschenk und Du bist darin das Allerbeste.

Und Du hast es verdient, wieder schmerzfrei, beweglich, gesund und glücklich zu sein!

Verankere diese positive Einstellung ganz tief in Dir, damit Hoffnung, Freude und Gesundheit in Dein Leben zurückkehren können.

Das ist heilender Balsam für Deine Seele und Deinen Körper.

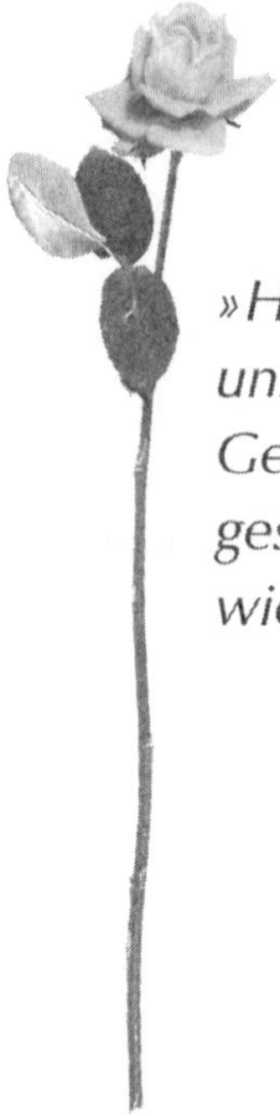

»Heilung beginnt zuallererst in unserer Vorstellung und in unseren Gefühlen. Die Erschaffung eines gesunden Bewusstseins ist der wichtigste Schritt überhaupt.«

3

Der tiefere Sinn von Rheuma

Auch wenn es Dir schwerfallen mag, das zu glauben, aber Deine Erkrankung an Rheuma hat auf einer höheren Bewusstseinsebene einen tieferen und heilenden Sinn.

Jede Krankheit hat einen heilenden Sinn, auch wenn wir das nicht so gern wahrhaben wollen. Oftmals entdecken wir erst viel später, dass unser Leben mit dieser Krankheit eine entscheidende Wendung genommen hat, und oftmals sind solche Wendungen durchaus positiv und zu unserem Besten. Das heißt jetzt nicht, dass wir uns das Rheuma einfach »schönreden« oder gar »wegreden« sollen oder können. So einfach ist es leider nicht.

Vielmehr geht es darum, endlich einmal wieder genau hinzuschauen, und zwar auf unser eigenes Leben! Rheuma ist weder eine »Bestrafung von Gott oder wem auch immer« noch ein »Schicksalsschlag« – Rheuma ist eine *Aufgabe* in unserem Leben, die wir zu meistern haben und auch können, denn Du und ich, wir haben die nötige Kraft und Stärke dazu!

Krankheiten wie Rheuma zwingen uns abrupt zum Anhalten. Und zwar meistens dann, wenn wir uns beharrlich weigern, etwas in unserem Leben zu ändern. Wenn wir zum Beispiel ständig in Beziehungen ausharren, die uns sehr unglücklich machen, wenn wir unseren Körper ständig bis an die Leistungsgrenze und darüber hinaus fordern, wenn wir ihn permanent mit schlechtem Essen, Alkohol, Nikotin oder anderen Drogen traktieren. Auch die ständige Aufopferung für andere Menschen kann uns auf Dauer krank machen oder wenn wir das Leben nur noch als einen nicht enden wollenden Kampf empfinden und wir in unseren schlechten, krank machenden Gefühlen festgefahren und gefangen sind wie die Fliege im Spinnennetz.

Rheuma verhängt zunächst einmal eine Starre über uns. Wir sind mit einem Male so blockiert und unbeweglich, das erst mal gar nichts mehr geht. Vielleicht weil wir bestimmte Dinge nicht loslassen können oder vielmehr wollen, vielleicht weil wir uns mit aller Gewalt dem Fluss des Lebens entgegenstellen anstatt mit ihm zu fließen, oder weil wir uns selbst irgendwann auf unserem Lebensweg aufgegeben oder verloren haben.

Die Schmerzen unseres Körpers sind in Wahrheit nichts anderes als die Schmerzen unserer verwundeten Seele, die uns förmlich zuschreien:

»Halt! So geht es nicht weiter. Es ist Zeit, etwas zu ändern!«

Und genau das ist der Sinn, unsere Chance und die gute Botschaft für uns selbst. Rheuma bringt uns zwangsläufig dazu, einen anderen, für uns besseren, gesünderen und liebevolleren

Weg einzuschlagen. Deine Seele und Dein Körper wissen sehr genau, was Du jetzt wirklich brauchst.

Drum höre genau hin! Lerne wieder, in Dich hineinzuhorchen und zu verstehen, was Deine Seele und Dein Körper Dir sagen wollen.

Wenn wir uns freiwillig auf diesen Weg begeben und an uns und mit uns arbeiten, dann haben wir die besten Chancen, zu gesunden. Und wenn wir diesen für uns besseren Weg einmal erkannt und ihn eingeschlagen haben, dann bräuchte es in unserem Leben gar kein Rheuma mehr. Dann hätte Rheuma rein theoretisch und auch praktisch seinen Sinn erfüllt und würde wieder überflüssig, wie eine Botschaft, die ihren Empfänger nun endlich erreicht hat und somit nicht mehr wichtig ist.

Das ist nicht nur eine wohltuende Vorstellung, sondern auch heilender Balsam für Deine Seele und Deinen Körper.

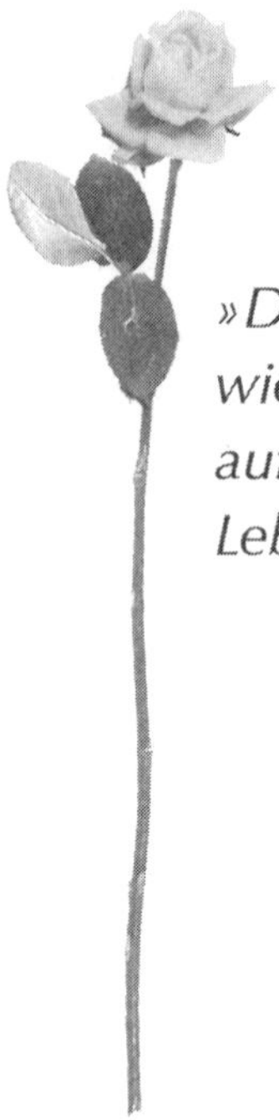

»Der Weg der Heilung besteht darin, wieder achtsam zu werden in Bezug auf das, was wir über uns und unser Leben denken und glauben.«

4

Von der heilenden Macht unseres Glaubens

»Der Glaube versetzt Berge.«

Schon in der Bibel steht geschrieben, dass uns nach unserem Glauben geschieht! Und damit ist nicht etwa nur der Glaube an Gott oder an irgendeine Religion gemeint, sondern die Rede ist von all dem, was wir von und über uns selbst glauben, wovon wir tief in unserem Herzen überzeugt sind. Auch Buddha gelangte bereits lange vor Christi Geburt zu der Überzeugung, dass der Mensch das Ergebnis dessen ist, was er von sich denkt. Wissenschaftler, Philosophen, Heiler, Physiker und Geheimbünde wussten und wissen seit Jahrhunderten um die unglaubliche Kraft unserer inneren geistigen Energien, und sie alle haben sie ganz bewusst in ihrem Leben eingesetzt und für sich selbst zum Vorteil genutzt. Unsere Gedanken, unser Glaube sind mächtige Kräfte! Sie sind die Urkraft allen Lebens, sie sind die sogenannte Schöpfungskraft.

Und sie sind auch der Schlüssel für unseren Heilungsprozess!

Mit den Gedanken, die ich heute in mir trage, erschaffe ich meine Realität von morgen!

Doch Vorsicht! Dein Unterbewusstsein unterscheidet nicht zwischen positiv und negativ. Es nimmt alles, was Du denkst und glaubst, für bare Münze. Ist Dein Gemüt von Ängsten und Zweifeln geprägt, wird sich genau das, was Du insgeheim befürchtest, in Deinem Leben manifestieren.

Wenn Du Dir also permanent vorstellst und sogar noch felsenfest davon überzeugt bist, dass das Rheuma immer schlimmer wird und Du Dich irgendwann vielleicht gar nicht mehr bewegen kannst, dann richtest Du alle Deine Energien auf diese »kranke« innere Vorstellung! Deine Aufmerksamkeit widmet sich somit nicht Deiner Gesundheit, sondern ausschließlich Deiner Krankheit! Und Du erzeugst permanent innere Bilder in Dir, die Dich krank und bewegungsunfähig darstellen!

Der Platz in Dir, den Du mit solchen negativen Gedanken Deiner Krankheit einräumst, wird somit immer größer. Und dadurch wird natürlich auch das Rheuma immer größer! Bis es dann irgendwann der Mittelpunkt Deines Lebens ist und sich all Deine Gedanken nur noch darum drehen!

Das ist aber der falsche Weg!

Kehre lieber um und verschwende bitte ab sofort keine Energien mehr daran. Streiche solche negativen inneren Bilder ab sofort ganz bewusst aus Deinen Gedanken. Sie helfen Dir nicht weiter!

Tausche Sie aus gegen liebevolle, gesunde und positive Bilder von Dir!

Sieh Dich selbst hüpfen, springen, laufen, tanzen, klettern, etwas tragen, Dosendeckel aufschrauben, egal was! Das sind innere Vorstellungen, die eine heilende Wirkung haben!

Es ist für Deinen Heilungsprozess von allergrößter Bedeutung, was Du tief in Dir denkst und glaubst!

Der Weg der Heilung besteht darin, wieder achtsam zu sein in Bezug auf das, was wir über uns und unser Leben denken und glauben.

Genau diese für uns so enorm wichtige und heilbringende Lebenseinstellung haben wir im Laufe der Zeit völlig vergessen.

Natürlich »glauben« wir fast alle an irgendetwas oder an irgendwen. Aber wir haben verlernt, diese großartige Gabe in unserem täglichen Leben so anzuwenden, dass sie auch wirklich von Nutzen für uns ist. Das ging mir lange Zeit genauso, aber ich kann Dich trösten: Jeder von uns, wirklich jeder, kann sie wieder zum Leben erwecken. Heute, sofort, jetzt, in dieser Sekunde. Dafür ist es niemals zu spät!

Es hat nichts mit Zauberei oder Magie zu tun. Und es hat auch nichts damit zu tun, den ganzen Tag positive Affirmationen herunterzuleiern, in der Hoffnung, dass sich damit alles zum Guten wendet. So einfach ist es (leider!) nicht. Das, was ich mir selber »einrede«, muss auch von einem starken inneren Glauben geprägt sein. Ich kann mir hundertmal sagen: »Ich bin gesund.« Solange ich tief in meinem Herzen vom Gegenteil überzeugt bin und in großer Angst lebe, bleiben diese Vorstellungen hohl und ohne Leben.

Glauben heißt, mit Deinem ganzen Herzen und mit Deiner Seele und all Deinen Sinnen so stark von etwas überzeugt zu sein, als wäre es bereits geschehen. Glauben heißt, über jeden noch so hartnäckigen Selbstzweifel erhaben zu sein.

Erstaunlicherweise tun wir ja genau das in vielen Situationen unseres Lebens, allerdings oftmals leider im negativen Sinne!

Jemand niest in unserer Gegenwart, und schon glauben wir, dass wir uns »etwas eingefangen haben und krank werden«! Und was passiert in der Regel?

Genau! Wir werden krank, weil wir das von vornherein »geglaubt« haben. Wir haben nicht eine einzige Sekunde daran gezweifelt, dass es so kommen würde. Also kam es auch genau so, wie wir es erwartet haben.

Oder wir sind zum Beispiel felsenfest davon überzeugt, dass gerade wir immer nur Pech in unserem Leben haben und alles ständig schiefgeht.

Und was passiert? Wir geraten ständig in Situationen und Krisen, die genau diesen unseren Glauben bestätigen.

Ein echter Beweis für die Kraft unseres Glaubens sind beispielsweise die zahlreichen Versuche mit »Placebo-Medikamenten«. Patienten, denen ein Placebo-Medikament verabreicht wurde, ging es damit genauso schnell besser wie den Patienten, die das »echte« Medikament eingenommen hatten. Die Placebo-Patienten wussten nicht, dass es sich um ein Placebo handelte. Sie glaubten bedingungslos, dass ihnen dieses Medikament helfen würde, und wurden gesund. Ist das nicht auch ein großartiges Beispiel dafür, was ein »gesunder« Glaube tatsächlich bewirken kann?

Wäre es nicht toll, wenn Du mit diesem starken Glauben Deine eigenen inneren Selbstheilungskräfte wieder so richtig in Schwung bringen könntest?

Es ist doch viel sinnvoller zu glauben: »Ich bin heil!« als: »Ich werde nie mehr gesund.«

Achte einmal ganz bewusst darauf, wie es Dir bei diesem Gedanken geht!

Allein die Vorstellung von Gesundheit erschafft nämlich in Dir schon ein weitaus besseres Gefühl als der Gedanke an Krankheit.

Außerdem ist es unmöglich, an Gesundheit zu denken und sich dabei gleichzeitig schlecht zu fühlen!

Gedanken an Krankheit erschaffen automatisch Gefühle wie Angst und Panik in uns. Und je öfter wir an Krankheit denken, desto häufiger und stärker erschaffen wir diese krank machenden Emotionen.

Wir wollen es aber besser machen!

Deshalb denke lieber so oft es nur geht:

»Ich bin völlig geheilt und gesund!«

Dieser Gedanke wird Dir sofort ein besseres Gefühl verschaffen! Er wird Dein Lächeln, Deine Zuversicht und auch Deine Lebensfreude zurückkehren lassen.

Probiere es doch einfach mal aus! Stell Dich vor den Spiel und denke an Deine Krankheit. Nun beobachte Dein Gesicht dabei. Merkst Du, wie traurig und hoffnungslos Du plötzlich aussiehst?

Und nun das Gegenteil:

Stell Dich vor den Spiegel und sage laut und mit voller Überzeugung: »Ich bin jetzt vollkommen heil und kerngesund!« Wiederhole es ein paar Mal. Singe es! Schrei es heraus, wenn Du magst! Ich wette mit Dir, dass Du gar nicht anders kannst als dabei zu lächeln! Siehst Du, wie Deine Augen plötzlich wieder glänzen? Wie all die Hoffnung und Zuversicht zu Dir zurückkehren? Wenn es am Anfang vielleicht auch nur für wenige Sekunden ist. Aber das sind gute und »gesunde« Sekunden. Sie sind der Funke in Dir, der Dein inneres Lebensfeuer wieder entfachen wird. Und genau dieses Feuer ist so wichtig für uns, um wieder heil und gesund zu werden!

Egal, für welche Rheumabehandlung(en) Du Dich auch immer entscheiden magst! Die Grundvoraussetzung für den Erfolg jeder Therapie ist Dein durch nichts zu erschütternder tiefer Glaube, wieder gesund zu sein! Wann immer Dich die alten Zweifel und Ängste überkommen, sage laut und deutlich zu Dir selbst:

»Ich glaube an Heilung und Gesundheit!«

Du wirst sehen, dass sich Deine Zweifel mit der Zeit immer mehr in Luft auflösen werden. Und Du wirst Tag für Tag ein neues »gesünderes« Bewusstsein in Dir schaffen, in dem irgendwann gar kein Platz mehr für dunkle Gedanken sein wird! Das geht natürlich nicht von heute auf morgen. Hab einfach ein bisschen Geduld und bleibe achtsam im Umgang mit Dir selbst. Sei liebevoll und nachsichtig mit Dir. Zieh Dich nicht selbst herunter, wenn es nicht gleich auf Anhieb klappt. Es geht nicht darum, perfekt zu sein.

Wichtig ist, dass Du überhaupt damit beginnst, etwas für Dich zu tun.

Und zwar, weil Du es Dir selbst wert bist!

Trau Dich ruhig, an Dich selbst und Deine eigene innere Stärke zu glauben.

Das ist heilender Balsam für Deine Seele und Deinen Körper.

5

Von der »gesunden« Wahl

Habe ich überhaupt noch eine Wahl bei Rheuma?

Die Antwort lautet eindeutig »JA«!

Natürlich scheint der Weg nun erst einmal klar vorgegeben: Medikamente, Krankengymnastik, Ernährungsumstellung, Kur und so weiter und so fort. Zu entscheiden sind hierbei maximal noch die Details, wann, wo und wie.

Aber das ist nicht alles. Es gibt eine sehr wichtige Entscheidung, die nur Du für Dich treffen kannst, und zwar:

Wie gehst Du selbst mit dem Rheuma um!

Damit entscheidest Du Dich nämlich entweder gegen oder für Deinen Heilungsprozess.

Diese Wahl beginnt immer und zuallererst in Deinem Kopf, in Deinen Gedanken, in Deiner Einstellung und in Deinem Gemüt. Es ist die Wahl, wie DU die Dinge für Dich wahrnimmst. Gehörst Du zu den Pessimisten, die beim Anblick eines zur Hälfte gefüllten Glases von »halb leer«

sprechen, oder gehörst zu den lebensbejahenden und positiv eingestellten Mensch, die stets das »halb volle« Glas erkennen? Denkst Du in Bezug auf das Rheuma: »Ich bin unheilbar krank« oder: »Ich glaube an meine Heilung und Gesundheit?«

Wie ist Deine ureigenste innere Einstellung zu dieser Krankheit? Hast Du Dich damit abgefunden und Dich aufgegeben? Malst Du Dir Dein weiteres Leben mit Rheuma nun in den allerdunkelsten Farben aus?

Saugst Du den lieben langen Tag all die schlimmen Krankheitsberichte von anderen Rheumapatienten auf wie ein Schwamm das Wasser?

Malst Du Dir ständig in Deinem Geist aus, wie übel es eines Tages bei Dir aussehen wird? Dass Du Dich vielleicht gar nicht mehr bewegen oder laufen kannst und ständig auf fremde Hilfe angewiesen bist?

Werden Deine Gedanken tagtäglich von dem Satz »Das macht ja doch alles keinen Sinn« beherrscht?

STOPP! Das ist der falsche Weg! Resignation ist die falsche Entscheidung!

Was erreichst Du denn eigentlich damit? Doch leider nur das Gegenteil von dem, was Du wirklich möchtest, nämlich gesund zu sein! Du schaffst damit nur düstere und angsteinflößende innere Bilder dieser Krankheit in Dir! Wenn Du Dir selbst ständig suggerierst, dass alles keinen Sinn macht, dann wird Dir weder ein Medikament noch irgendeine Therapie wirklich helfen!

Du weißt aber jetzt um die schöpferische Energie Deiner Gedanken.

Deshalb denke lebensbejahend, in jeder Sekunde, es ist so wichtig, glaube mir!

In der Bibel steht auch geschrieben:

»Und was ich befürchtete, ist über mich gekommen!« Genauso könnte es heißen: »Was ich glaubte, ist über mich gekommen« oder: »Was ich insgeheim erwartete, ist über mich gekommen!«, »An was ich den ganzen Tag dachte, ist über mich gekommen!«

Mit negativen Überzeugungen ziehen wir negative Ereignisse in unser Leben. Das ist das universelle Gesetz der Anziehungskraft. Wenn wir ständig Angst haben zu versagen, werden tatsächlich Situationen in unserem Alltag eintreten, in denen wir etwas falsch machen.

Weil *wir es* erwarten!

Wenn wir uns in unserem tiefsten Inneren für nicht liebenswert halten, werden wir Beziehungen zu Menschen haben, die uns genau dieses Gefühl vermitteln.

Wenn wir in der permanenten Furcht leben, etwas zu verlieren, werden wir etwas verlieren.

Manche Erlebnisse treten genau deshalb ein, weil wir meist über sehr lange Zeit hinweg lebensverneinendes Gedankengut und negative Gefühle in unserem Herzen angesammelt haben wie ein Schrottsammler altes Eisen. Natürlich macht kein Mensch so etwas mit Vorsatz. Es geschieht unbewusst.

Es geschieht, weil wir nicht mehr achtsam sind in Bezug auf das, was wir denken, und der täglichen Flut unserer Gedanken einfach freien Lauf lassen!

Es sind die vielen leidvollen Erfahrungen, die inneren Verletzungen, die schlechten Gefühle wie Hass, Neid, Verbitterung, Trauer ... es ist all das Schlimme, was wir ein Leben lang mit uns herumtragen, was tagtäglich in unserem Kopf herumspukt ... das langfristig unsere Gedanken und Gefühle und letztlich auch unseren Körper krank werden lässt.

Hinzu kommen noch all die negativen Botschaften der Medien, die ständig auf uns niederprasseln wie ein eiskalter Hagelschauer! Gewalt, Krieg, Verbrechen, Elend, Krankheit. Wenn wir unsere Aufmerksamkeit den ganzen Tag nur darauf lenken, sind wir auf dem besten Weg, uns seelisch und körperlich immer weiter runterzuziehen.

Doch gerade das können wir uns als Rheumatiker nicht mehr leisten!

Bei so einer schlechten geistigen Grundlage hat Dein Körper nämlich kaum eine Chance auf Heilung, und die Wirkung der Medikamente wird wesentlich geschwächt oder bleibt sogar gänzlich aus!

Drum richte Deine liebevolle Aufmerksamkeit nicht mehr auf die Schattenseiten des Rheumas, sondern auf Deine Gesundheit!

Sei Vorbild, für Dich selbst und andere!
Mach es besser!

Konzentriere Dich auf Deinen Heilungsprozess! Entscheide Dich lieber jetzt und ganz bewusst dafür, es zuallererst auf Deiner mentalen Ebene anders und damit besser für Dich zu machen! Sei gut zu Dir! Gib Dir eine Chance!

Entscheide Dich für »gesunde« innere Bilder. Stell Dir vor, Du hättest in Dir zwei innere Kanäle oder Frequenzen wie ein Fernseher. Auf dem einen sind die negativen Vorstellungen und auf dem anderen Programm all die schönen, lebensbejahenden und positiven Vorstellungen.

Wenn Du im Fernsehen eine Sendung siehst, die Dir nicht gefällt, schaltest Du ja auch sofort um! Genauso kannst Du das mit Deinen inneren Filmen tun. Keine Macht kann Dich dazu zwingen, bei negativen geistigen Bildern und Vorstellungen zu verharren!

Stell Dir vor, wie Du nun ganz bewusst in Dir den positiven Kanal einstellst!

Auf diesem Kanal siehst Du nun ab sofort und vierundzwanzig Stunden täglich wundervolle innere Bilde von Dir, die Dich vollkommen schmerzfrei, gesund und glücklich zeigen. Als würdest Du Deinen eigenen inneren Film über Deinen Heilungsprozess drehen. Und in diesem Film bewegst Du Deinen Körper so leicht und mühelos wie vor Deiner Rheumaerkrankung. Auch wenn die Zeit lange zurückliegt. Hol sie Dir wieder vor Augen und erinnere Dich mit tiefer innerer Freude daran, als Du kerngesund warst.

Wann immer Du zum Beispiel im Supermarkt in der Schlange stehst, verschwende Deine Gedankenenergie nicht damit, darüber zu grübeln, ob die Kassiererin heute eine neue Frisur hat oder nicht, sondern erzeuge lieber eine neue Filmszene für Deinen inneren Film! Stell Dir vor, wie Du leicht und völlig schmerzfrei alle Deine Einkäufe nach Hause bringst! Wie Du an jeder Hand zwei Einkaufstüten tragen kannst, weil Deine Handgelenke wieder völlig gesund und schmerzfrei sind!

Jetzt ... genau in diesem Augenblick ... kannst Du Dich für solche positiven geistigen Vorstellungen und gesunden Gefühle entscheiden!

Ebenso kannst Du Dich genau jetzt dafür entscheiden, Deine Lebensfreude, Deine Hoffnung, Deine Wünsche und vor allem Deinen Glauben an Heilung in Dir zu hegen und zu pflegen wie die wunderschönen Blumen in einem prächtigen Garten.

Du kannst jetzt in diesem Augenblick die Wahl für Dich treffen, trotz Rheuma das Allerbeste aus Deinem Leben zu machen!

Erkennst Du nun, wie viel geistige Entscheidungsfreiheit Du tatsächlich hast? Und sind das nicht alles weitaus bessere Entscheidungen, als sich selbst aufzugeben?

Alles einfach so hinnehmen wie es ist, bedeutet Resignation. Und resignieren heißt für uns Rheumatiker im Grunde nichts anderes, als dass wir das, was die Medizin uns vorgibt, bedingungslos glauben, ohne es auch nur für eine Sekunde infrage zu stellen. Damit geben wir jegliche Verantwortung für uns ab. Wir glauben einfach daran, dass Rheuma sowieso unheilbar ist. Aber warum in aller Welt sollten wir das? Welche Macht in diesem Universum könnte Dich oder mich zwingen, so etwas zu glauben? Die Wahrheit ist: *keine!*

Du kannst Dich nämlich genau jetzt in diesem Augenblick genauso gut dafür entscheiden, an *Heilung* zu glauben!

Du kannst jetzt für Dich entscheiden, dass unheilbar für Dich nicht »endgültig«, sondern lediglich »nach heutigem Stand« bedeutet.

Und dieser Stand kann morgen schon ganz anders sein. Welcher Mediziner auf diesem Planeten könnte schon mit hundertprozentiger Sicherheit sagen, dass Rheuma wirklich niemals geheilt werden wird? Wer weiß das schon? Rein theoretisch könnte schon morgen eine Therapie oder ein Medikament auf den Markt kommen, das Rheuma heilt. Deshalb habe ich für mich entschieden, dass ich lieber an solche Vorstellungen glaube.

Und mit dieser Wahl kann ich als Rheumapatient tatsächlich besser leben.

Es ist eine gute Entscheidung, eine Entscheidung, die erfüllt ist von Hoffnung und Vertrauen. Eine Wahl, die guttut! Deshalb ist es so unendlich wichtig für Dich, dass Du Dich zuallererst und überhaupt für den Glauben an Gesundheit entscheidest! Nur das ist der Weg, der Dir Hoffnung, Zuversicht, Licht und letztlich auch Heilung bringen kann.

Auch ich gelangte im Verlauf meiner Krankheit irgendwann an den Punkt, an dem ich einfach nur noch resignierte, in erster Linie aus Bequemlichkeit. Weil ich mich nicht aufraffen konnte, etwas Gutes für mich selbst zu tun. Leiden ist manchmal nämlich sehr viel einfacher, als in seinem Leben etwas zu ändern. Aber diese Einstellung hat meinen Alltag mit Rheuma nur verschlechtert.

Glücklicherweise sind mir in dieser Zeit sehr hilfreiche Bücher über positives Denken und die Kraft unsere eigenen geistigen Energien in die Hände gefallen, und je mehr ich las, desto mehr wurde mir klar, dass ich selbst, mit meiner eigenen inneren negativen Einstellung, absolut gegen meine Genesung arbeitete.

Ab da begann ich damit, zu üben, meine Aufmerksamkeit nicht mehr auf die Krankheit, sondern nur noch auf meine Gesundheit zu richten. Negative, selbstverneinende Gedanken versuchte ich sofort, wenn sie mir in den Sinn kamen, durch positive und liebevolle Gedanken zu ersetzen. Das Wort »unheilbar« strich ich gedanklich mit einem dicken Kreuz aus meinem geistigen Wortschatz und ersetzte es durch »vollkommen heil«.

Je mehr ich mich innerlich mit der Vorstellung von meiner Gesundheit beschäftigte, desto wohler fühlte ich mich von Tag zu Tag. Ich hatte plötzlich wieder Mut, Lebensfreude und Zuversicht. Ich nahm meine Medikamente, ohne über mögliche Nebenwirkungen nachzugrübeln, und von Woche zu Woche besserte sich mein körperlicher Zustand so, dass ich bald wieder völlig schmerzfrei war und mein normales Leben mit allem Drum und Dran führen konnte. Und je besser es mir ging, desto weniger dachte ich an das Rheuma.

Wie gesagt, wenn mich dann jemand nach »meinem Rheuma« fragte, war ich im ersten Moment regelrecht sprachlos, weil ich das Rheuma in mir schon total vergessen hatte.

Das genau ist es, was ich mit einem »gesunden Bewusstsein« meine: ein Bewusstsein, das auf Gesundheit und nicht auf Krankheit konzentriert ist!

Neuerliche Schübe kamen und kommen bei mir nur noch dann, wenn ich großem emotionalen Stress wie Ärger oder Trauer ausgesetzt bin. Was für mich wiederum der Beweis dafür ist, dass gute und positive Gefühle und gesunde Gedanken das Allerwichtigste sind, um unsere Krankheit so klein wie nur möglich zu halten oder sie ganz loszuwerden.

Und genau das kann auch geschehen.

Wenn wir selbst bereit sind, etwas dafür zu tun.

Deshalb bitte ich Dich jetzt – um Deiner selbst willen und für alle anderen Menschen, die an Rheuma erkrankt sind – von ganzem Herzen:

Entscheide Dich mit uns für den Glauben an Gesundheit! Erlaube Dir, mit aller Kraft Deines Herzens daran zu glauben. Eben dieser Glaube gibt Dir die innerliche Stärke, die Dir helfen wird, Deine Selbstheilungskräfte in Dir zu entfalten. Erinnere Dich immer wieder daran, dass die Voraussetzungen für Heilung und Gesundheit zuallererst auf unserer geistigen Ebene, sprich in unserem Bewusstsein, geschaffen werden müssen, damit sie sich auf der materiellen Ebene, sprich dem Körper, verwirklichen können.

Es ist Dein Leben. Und das ist ein wundervolles Geschenk. Nimm es an und mach das Beste daraus!

Du stehst nun an einer Kreuzung. Wähle den hellen Pfad, der für das Gute im Leben steht. Lass Dich mitnehmen auf diesen Weg, der aus dem Dunkel der Krankheit zurück ins Licht führt. Dein Leben ist auch mit Rheuma noch lange nicht vorbei! Es fängt nur gerade ein neues unbekanntes Kapitel an, und das können wir gemeinsam meistern. Du bist nicht allein! Es gibt so viele Menschen, die genauso an Rheuma leiden wie Du und ich und die sich entschlossen haben, lieber an Heilung und Gesundheit zu glauben als sich aufzugeben.

Sei dabei! Mach mit! Wann immer Dich Zweifel oder sogar Lebensängste plagen, lass Dich davon nicht unterkriegen. Sage laut und mit dem Brustton der Überzeugung:

»Ich entscheide mich jetzt für Heilung und Gesundheit.«

Das ist eine wundervolle und gesunde Wahl. Sie gibt Dir Kraft und eine gute Energie. Sie hilft Dir, Dich besser zu fühlen.

Lass diesen Satz doch einfach einen Deiner ersten Gedanken sein, wenn Du morgens aufwachst, und einen der letzten, bevor Du abends einschläfst. Du kannst ihn so oft Du willst zu Dir selbst sagen, den ganzen Tag. Im Stau, in der Schlange vor der Supermarktkasse, im Wartezimmer beim Arzt, in Deiner Mittagspause ...

Je öfter, desto besser und desto stärker die Wirkung. Und es kostet Dich nicht mal etwas! Nur ein bisschen Achtsamkeit in der Wahl Deiner Gedanken!

Und es ist heilender Balsam für Deine Seele und Deinen Körper.

6

Wer oder was heilt, hat recht

Schulmedizin, alternative Heilverfahren – was ist wirklich die beste Therapie? Das ist eine Frage, die sich jeder von uns stellt und die uns niemand definitiv beantworten kann.

Die Wahrheit ist, dass jeder Rheumapatient im Laufe seines Heilungsprozesses selbst ausprobieren muss, was gut für ihn ist. Nicht alles wirkt bei allen gleich gut oder schlecht. Aber alles, was heilt und hilft, hat schon allein dadurch seine absolute Daseinsberechtigung. Ist es nicht wundervoll, dass es sowohl die Schulmedizin als auch alternative Heilmethoden gibt und dass uns all das unbegrenzt zur Verfügung steht?

Wir können wirklich sehr dankbar dafür sein, dass es überhaupt Medikamente gibt, die solche furchtbaren Schmerzen lindern und sogar ganz abstellen können. Es gab Tage, da hätte ich persönlich wirklich alles geschluckt, nur um wenigstens für ein paar Stunden schmerzfrei zu sein. Du kennst das ja selbst. Rheuma ist kein Schnupfen. Wir brauchen – gerade am Anfang, wenn diese Krankheit ausbricht – starke Arzneien, die uns vor Gelenkdeformationen und anderen schwerwiegenden Folgen der Krankheit schützen. Deshalb ist es gut und wichtig, dass es Antirheumatika-Medikamente und Cortison und ähnliche Mittel gibt.

Natürlich hat jeder von uns am Anfang Angst vor der Einnahme solcher »Hämmer«. Und wer schluckt auch schon gern dauernd Tabletten?

Aber Angst hilft uns nicht weiter! Und letzten Endes kann auch niemand zu hundert Prozent sagen, dass diese Angst wirklich begründet ist! Sie könnte genauso gut völlig überflüssig sein! Nur eines ist auf jeden Fall sicher: Sorgen und Ängste schwächen nachweislich unser Immunsystem!

Unterm Strich nähren wir mit unseren Ängsten nur das Rheuma in uns, nicht aber unsere Heilung. Mal ganz davon abgesehen, dass die Wirkung der Medikamente – und auch das ist wissenschaftlich erwiesen – im negativen Sinne beeinflusst wird, wenn man Arzneien in dem ängstlichen Glauben an schlimme Nebenwirkungen einnimmt.

Dabei sind die Nebenwirkungen keine zwangsläufige Folge der Einnahme von Tabletten. Man muss wissen, dass sich die Pharmaindustrie mit ihren Hinweisen auf den Beipackzetteln rechtlich vor eventuellen Schadensersatzklagen schützt, und so werden hier natürlich alle möglichen Nebenwirkungen erwähnt, die es nur gibt und die zwar eventuell auftreten *können,* aber nicht unbedingt auftreten *müssen,* und schon gar nicht bei allen Rheumapatienten!

(Was nicht heißen soll, dass wir diese Hinweise auf Nebenwirkungen bei der Einnahme von Medikamenten nicht vorher gründlich studieren sollten.)

Wir sollten uns durchaus dessen bewusst sein, dass uns diese Medikamente in erster Linie helfen und uns Heil bringen!
Wir dürfen sie also getrost und mit dem ruhigen Gewissen einnehmen, dass sie unsere Schmerzen lindern oder ganz wegnehmen und uns helfen, dass wir uns wieder bewegen können. Sie bringen das Rheuma in den meisten Fällen erst einmal zum Stillstand. Und das ist ganz wundervoll.

Es nutzt nämlich niemandem etwas, und am allerwenigsten Dir selbst, wenn Du versuchst, diese fürchterlichen Schmerzen irgendwie zu ertragen (soweit das überhaupt ein Mensch aushalten kann), aus lauter Angst vor irgendwelchen Nebenwirkungen, die vielleicht eintreten könnten! Langfristig sollte es natürlich unser Ziel sein, mit so wenig Medikamenten wie nur möglich auszukommen und am besten ganz darauf verzichten zu können. Das versteht sich ja von selbst!

Es hat auch bei mir einige Zeit gedauert, bis es mir gelungen ist, meine innere Einstellung zu Medikamenten wie Metex oder Cortison zu ändern. Aber es hat sich gelohnt. Heute lebe ich in dem positiven Glauben, dass ich diese Medikamente nur für eine kleine Weile benötige, damit sich mein Körper wieder von den schlimmen Schmerzen erholen und regenerieren kann. Ich sage mir ganz bewusst, dass mir das jetzt gerade sehr guttut! Ich bin dankbar, dass mir dank der Medikamente wieder ein normales Leben ermöglicht wird. Gleichzeitig glaube ich fest daran, dass ich diese Tabletten nach und nach und sehr vorsichtig reduzieren kann, bis ich sie vielleicht eines Tages gar nicht mehr brauchen werde.

Das sind wahrlich »gesunde« Vorstellungen!

Verschwende Deine gute Energie deshalb bitte nicht damit, Dir ständig Gedanken um eventuelle Nebenwirkungen zu machen.

Mag ja sein, dass das eine Art Verdrängung ist, aber mal ehrlich: Was bringt es denn, ständig darüber zu grübeln, was vielleicht eintreten könnte! Das bringt Dich selbst nicht weiter und blockiert darüber hinaus auch noch Deinen Heilungsprozess.

Widme Deine Aufmerksamkeit doch lieber *heilen und positiven* Gedanken. Gedanken, die sich voll und ganz auf Deine Gesundheit konzentrieren.

Das allein macht Sinn!

Neben der Schulmedizin gibt es natürlich noch jede Menge alternative Heilmethoden, die bei dem einen oder anderen vielleicht sogar besser wirken oder jedenfalls eine schulmedizinische Rheumatherapie sinnvoll und unterstützend ergänzen, ja vielleicht sogar die Schulmedizin völlig ersetzen können.

Alles ist möglich. Das Positive an der ganzen Sache ist ja, dass Du auch hier immer die Wahl hast und Dich nie und zu keiner Zeit ausschließlich auf das eine oder andere festlegen musst. Wenn Du denkst, eine Behandlung oder ein bestimmtes Heilmittel könnte Dir vielleicht guttun, dann versuche es doch einfach mal. Du kannst ohnehin nur noch gewinnen.

Wie bereits eingangs erwähnt, habe ich zum Beispiel neben Cortison und Metex immer noch homöopathische Mittel eingenommen. Heute bin ich davon überzeugt, dass im Grunde alles, was ich ausprobiert habe, zum Heilungsprozess beigetragen hat.

Der allerwichtigste erste Schritt war jedoch, aus diesem dunklen Loch, in das ich nach der Diagnose »unheilbar« hineingefallen war, wieder herauszuklettern und mir selbst zu erlauben, an Heilung und Gesundheit zu glauben. Das ging nicht von heute auf morgen.

Und es gibt hierfür auch leider kein Allgemeinrezept. Was dem einen Rheumapatienten guttut, muss nicht zwangsläufig auch bei dem anderen den gleichen Erfolg haben. Ob Dir nun Homöopathie, Bachblüten, Geistheilung, Yoga, Ayurveda, Akupressur, Akupunktur, Familienaufstellung, Rückführung oder was auch immer am besten hilft, das kannst nur Du für Dich herausfinden, indem Du es ausprobierst.

Höre doch einfach einmal auf Deine innere Stimme und verlass Dich auf Deinen eigenen Instinkt.

Dein Unterbewusstsein weiß genau, was gut für Dich ist! Scheu Dich nicht, auch mal einen fremden und neuen Weg einzuschlagen. Vielleicht ist es ja gerade der, der Dir am hilfreichsten ist?

Eine sehr einfache, aber goldene Wahrheit hierzu lautet:

»Wer oder was heilt, hat recht!«

Unabhängig davon, was irgendjemand anderes dazu sagt oder schreibt, wenn mir etwas hilft und guttut, ist es mir ehrlich gesagt völlig egal, ob jemand damit eine andere Erfahrung gemacht hat oder ob irgendwelche Statistiken etwas anderes aussagen. Wichtig für mich ist einzig und allein, wie es mir dabei geht und dass es mir hilft! Wenn es mir damit besser geht und es meine Heilung unterstützt, sind Zweifel doch vollkommen überflüssig.

Erlaube Dir einfach, wieder an das Gute zu glauben.

Denn das ist heilender Balsam für Deine Seele und Deinen Körper.

7

Von der heilenden Kraft, sich selbst und anderen zu vergeben

Alles, was wir irgendwann nicht vergeben und verziehen haben, schleppen wir – schwerbeladen wie ein Packesel – durch unser ganzes Leben.

Und das Fatale dabei ist, dass all die Wut, der Ärger oder der Groll, den wir auf uns selbst oder auf andere Menschen haben, einzig und allein UNS SELBST schadet.

Diese negativen Emotionen brodeln nämlich wie eine giftige Suppe unentwegt in UNS und nicht in den anderen! Sie machen ausschließlich UNS krank und nicht die anderen Menschen!

Und sie entzünden sich letztlich nur in unserem Körper, in unseren eigenen Gelenken.

Vergebung ist manchmal nicht so einfach, erst recht nicht für einen Rheumatiker. Es fällt uns ja schon schwer, uns selbst unsere Fehler zu verzeihen. Getrieben von der Vorstellung, ständig alles perfekt machen und besser sein zu müssen als andere, sind wir selbst unsere strengsten Kritiker und Richter. Uns unterläuft ein Fehler, und was tun wir? Wir machen uns noch runter und verfallen sofort in innere Schuldzuweisungen wie diese:

»Das ist wieder mal typisch für mich!«, »War ja klar, dass mir das passiert!«, »Ich bin einfach zu dumm dafür ...«, »Das geschieht mir recht« und so weiter.

Kommt Dir das bekannt vor?

Hast du schon mal darüber nachgedacht, wie sich solche negativen Selbstvorwürfe auf Deinen Heilungsprozess auswirken?

Ist Dir klar, dass Dein Herz und Dein mentaler Ballast damit immer noch ein bisschen schwerer werden? Der Packesel hat sozusagen noch ein Päckchen obendrauf gekriegt. Wieder etwas, das unsere ständige Entzündung im Körper am Leben erhält.

Deshalb hast Du jetzt, wo Du das erkannt hast, die wundervolle Chance, es ab sofort besser zu machen.

Sei liebevoll und nachsichtig mit Dir selbst, wenn Du etwas falsch gemacht hast. Bestrafe Dich nicht noch, sondern tröste Dich lieber. Sprich Dir aufmunterndes Affirmationen zu wie beispielsweise:

»Kein Mensch ist perfekt. Das nächste Mal mach ich es einfach besser!«

Niemand von uns ist vollkommen! Wir sind alle hier, um Fehler zu machen und daraus zu lernen! Auch Du. Wenn wir alles immer vermeintlich richtig machen würden, gäbe es überhaupt keine Entwicklung in unserem Leben. Drum lerne, Dir selbst zu vergeben, und Dein Leben wird um vieles leichter.

Es liegt ausschließlich an Dir, denn wenn Du Dir selbst nicht verzeihen kannst, dann kann das auch keine andere Macht in diesem Universum.

Wenn Dir in Zukunft also ein Missgeschick passiert, dann akzeptiere es und sage Dir einfach:

> ***»Ich vergebe mir meine eigene Unvollkommenheit. Ich bin hier, um zu lernen. Das nächste Mal werde ich es auf jeden Fall besser machen.«***

Denn nur wer sich selbst vergeben kann, der kann auch anderen Menschen verzeihen!

Ärger, Wut oder sogar Hass auf andere Menschen schadet nur unserer Gesundheit.

Als Rheumatiker können wir uns aber solche Gefühle nicht mehr erlauben!

Vergebung heilt. So wie wir uns selbst unsere Unvollkommenheit vergeben, können wir auch anderen Menschen deren Unvollkommenheit vergeben. Auch sie sind hier, um Fehler machen zu dürfen und daraus zu lernen. Und Sie hätten Dich sicherlich nicht enttäuscht, verletzt oder Dir sonst irgendwie Schaden zugefügt, wenn sie es besser gewusst hätten oder einfach nur fähig gewesen wären, besser mit Dir umzugehen.

Stell Dir die Menschen, die Dich verletzt haben, vor Deinem geistigen Auge vor, nenne ihre Namen und sage innerlich:

> Liebe/r ....
> Ich weiß jetzt, dass Du genauso wenig vollkommen bist wie ich, und deshalb lasse ich nun meine ganze Wut, meinen Schmerz und alle anderen heftigen Gefühle in Bezug auf Dich für immer los. Du und ich, wir sind nun beide davon befreit.

Mache diese Übung so oft, bis Du das Gefühl hast, wirklich verziehen zu haben.

Und bitte habe Geduld mit Dir. Schließlich hast Du Deine Wut oder den Ärger auf diesen Menschen über Jahre hinweg regelrecht gezüchtet und gepflegt. Da braucht es auch seine Zeit, um das wieder loszuwerden.

Aber je öfter Du Dir und anderen ganz bewusst innerlich vergibst, desto leichter wird Dein Herz mit der Zeit.

Und das ist heilender Balsam für Deine Seele und Deinen Körper.

8

Von der heilenden Notwendigkeit, loszulassen

Wir Rheumatiker neigen leider oft dazu, nicht loslassen zu können. Die geballte Faust des Rheumapatienten macht das auf der körperlichen Ebene nur allzu deutlich. Festhalten ist unser Prinzip. Wir wollen behalten, und das manchmal um jeden Preis. Egal, ob uns das wirklich gut tut oder nicht. Veränderungen machen uns eher Angst.

Lieber klammern wir uns an Beziehungen, die uns unglücklich machen, an eine Arbeit, die wir eigentlich hassen, an materielle Werte, die uns eine Sicherheit vorgaukeln, die es gar nicht gibt, an Menschen, die uns ausnutzen. Diese Liste ließe sich beliebig weiterführen.

Genauso halten wir auch all die negativen Emotionen in unserem Herzen am Leben, anstatt sie endlich auszusortieren, um wieder Platz für all die neuen und besseren Momente zu schaffen.

»Tausche altes, überflüssiges Leid gegen Lebensfreude und Vitalität!«

Wäre das nicht ein wunderschönes Motto für den längst überfälligen geistigen Hausputz?

Doch wie lässt man bewusst etwas los?

Stell Dir vor, dass das, was Dich belastet, in einem bunten Luftballon ist, dessen Seil Du in Deiner geballten Faust hältst. Nun öffne Deine Faust, lass das Seil los und sage ganz bewusst:

> ***»Ich lasse meinen Ärger auf ... meine Enttäuschung über ... und so weiter ... jetzt los! Nun bin ich frei!«***

Du kannst auch das, was Du gerne loslassen möchtest, auf einen Zettel schreiben und diesen über einer Kerze verbrennen!

Oder ihn über einem Fluss zerreißen und zusehen, wie die Wellen die Papierfetzen davontragen!

Oder ihn im Garten unter der Erde vergraben oder ihn ganz banal in der Mülltonne entsorgen!

Denke Dir selbst einen Weg aus, wie Du etwas loslassen oder abschließen möchtest. Wichtig ist im Grunde nicht, *wie* Du das tust, sondern *dass* Du es tust!

Solche symbolischen Handlungen haben eine sehr starke Wirkung, weil Du damit Deine Vorstellung unterstreichst. Und sie sind absolut befreiend. Wenn es Dir nicht beim ersten Mal gelingt, dann mach es wieder. So lange, bis Du das Gefühl hast, es wirklich losgelassen zu haben.

Wichtig dabei ist, dass Du diese symbolische Handlung nicht im Zorn, sondern in Liebe und mit innerem Frieden vollziehst.

Um Dich von unguten Beziehungen zu anderen Menschen zu lösen, kannst Du Dir ein inneres Bild schaffen, wie Du diesen Menschen herzlich umarmst und ihm dabei sagst:

»Ich lasse Dich jetzt in Frieden und Liebe gehen. Wir sind beide frei.«

Danach stellst Du Dir vor, wie ihr beide glücklich und zufrieden auseinandergeht in dem beruhigenden Wissen, dass dies zum jetzigen Zeitpunkt für Euch beide die beste Entscheidung ist. Wenn es sein soll, werden sich Eure Wege mit Sicherheit irgendwann wieder kreuzen, und dann habt Ihr die Chance auf einen guten Neubeginn.

Loslassen befreit. Nicht nur Dich selbst, sondern auch den anderen Menschen.

Und das ist heilender Balsam für Seele und Körper.

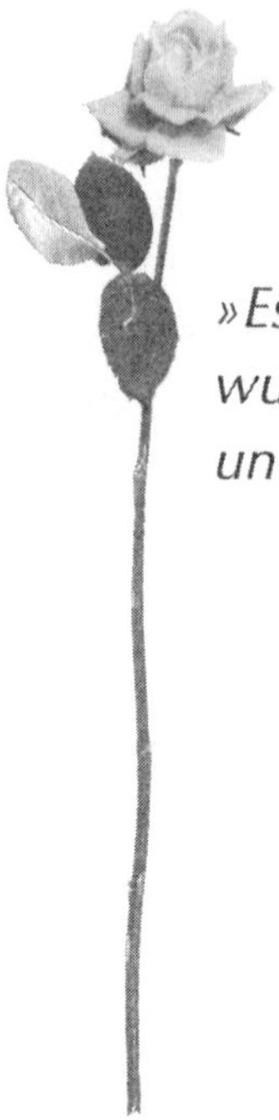

»Es ist Dein Leben. Und das ist ein wundervolles Geschenk. Nimm es an und mach das Beste daraus!«

9

Vom heilenden Recht, NEIN zu sagen

Gehörst Du auch zu den Menschen, die sich sehr schwer damit tun, einmal Nein zu sagen?

Diese Eigenart ist nämlich typisch für einen Rheumatiker.

Lieber nehmen wir etwas in Kauf, das wir gar nicht wollen, als jemand anderen mit unserer Reaktion möglicherweise zu verletzen.

Gern lassen wir uns immer noch mehr aufbürden, obwohl wir sowieso schon völlig überlastet sind.

Wir sagen ja, obwohl wir im Grunde unseres Herzens »NEIN« meinen.

Und alles aus Angst, die anderen könnten uns dann vielleicht nicht mehr lieben oder verärgert über uns sein.

Lieber sind wir nämlich verärgert über die anderen, die uns mal wieder einen Gefallen abgerungen haben, den wir eigentlich gar nicht aus freien Stücken bereit sind zu tun.

Wir versuchen es möglichst allen gerecht zu machen – nur nicht uns selbst! Das geht so lange gut, bis wir auf einmal eine Krankheit wie Rheuma haben. Mit dieser Krankheit drückt unsere Seele auf körperlicher Ebene endlich genau dieses so notwendige »Nein« aus.

Plötzlich können wir gar nicht mehr anders, weil wir krank sind. Und wir müssen uns nicht einmal dafür rechtfertigen. Das Rheuma liefert uns endlich den Grund, etwas nicht mehr tun zu müssen.

Dabei wäre es so viel einfacher gewesen, ein paar Mal mehr im Leben einfach »Nein« zu sagen.

Wenn Du Dir dessen bewusst wirst, wird es Dir leichter fallen, auch mal einen Wunsch abzulehnen und »NEIN« zu sagen, selbst auf die Gefahr hin, dass vielleicht jemand »sauer« auf Dich ist.

Dann lass lieber den anderen »sauer« sein, statt dass Du »sauer« bist. Das ist keineswegs egoistisch. Schließlich hast Du das Rheuma und willst wieder gesund werden. Dann sorge auch erst einmal dafür, dass es DIR wieder gutgeht, bevor Du für das Wohl anderer Menschen sorgst.

Du bist nicht auf dieser Welt, um den Bedürfnissen und Vorstellungen anderer Menschen gerecht zu werden!

Du bist hier, um Deine eigenen Bedürfnisse zu erfüllen und darauf zu achten, dass es Dir gutgeht. Und das hat – wie gesagt – absolut nichts mit Egoismus zu tun.

Nur wer sich um sich selbst kümmert und mit sich und seinen Bedürfnissen im Reinen ist, ist überhaupt fähig, auch anderen Menschen aus einem liebevollen Herzen heraus etwas zu geben.

Und das ist heilender Balsam für Seele und Körper.

10

Vom heilenden Gefühl, »fünf gerade sein zu lassen«

Warum nur setzen wir uns selbst so oft unter Druck, meinen, alles im Griff haben oder alles besser machen zu müssen als die anderen?

Warum rennen wir pausenlos durch unser Leben, von einem Termin zum anderen, von einer Freizeitaktivität zur nächsten?

Warum muss gerade in unserem Leben alles perfekt sein?

Warum müssen *wir* eigentlich immer perfekt sein? Warum ärgern wir uns grün und blau über völlig belanglose Dinge? Warum regen wir uns über etwas auf, das es gar nicht wert ist?

Die Wahrheit ist einfach: Weil wir selbst denken, es müsste so sein, und danach handeln! Dieser innerliche Ärger ist hausgemacht: Hier kocht der Chef im wahrsten Sinne des Wortes selbst!

Dieses innerliche »Kochen« können wir uns aber als Rheumatiker nicht mehr leisten!

Für unseren Heilungsprozess ist es wichtig und äußerst wohltuend, dass wir wieder lernen, innezuhalten, nachgiebig zu sein und uns nicht den ganzen Tag um Dinge zu grämen, die sowieso nicht mehr zu ändern sind.

Die Kunst im Leben ist nämlich, nicht alles so eng zu sehen und so ernst zu nehmen, sich selbst eingeschlossen! Eben auch mal »fünf gerade sein zu lassen«. Mal ganz ehrlich: Was ist schon dabei, wenn wir in unserem Job einmal nicht die Ersten sind oder wir ausnahmsweise einmal nicht alles hundertprozentig erledigt haben?

Geht die Welt gleich unter, wenn wir unseren strengen Trainingsplan oder die Diät unterbrechen und stattdessen auf der faulen Haut in der Sonne liegen oder uns ein herrliches Eis gönnen, einfach weil unsere Seele und unser Körper gerade danach lechzen?

Müssen wir uns gleich mit Selbstvorwürfen bombardieren, wenn unser Essen mal nicht gelingt, unser Zuhause mal nicht so penibel aufgeräumt und unsere Kleidung oder unser Aussehen ausnahmsweise mal nicht makellos ist?

Können wir nicht auch einmal zugeben, dass wir auf irgendetwas oder zu irgendetwas gerade gar keine Lust haben, statt noch lächelnd so zu tun als ob?

Besonders wir Frauen neigen dazu, uns in der Vorstellung, die perfekte Ehefrau und Mutter, Freundin, Kollegin oder Nachbarin sein zu müssen, völlig aufzureiben.

Du bist aber nicht hier, um perfekt zu sein! Du bist hier, um ein erfülltes, gesundes und glückliches Leben zu führen. Mehr nicht. Und glaube mir eines, die Menschen, die Dich lieben, lieben Dich gerade auch wegen all Deiner Ecken und Kanten und nicht weil Du so überaus perfekt und vollkommen bist oder glaubst, das sein zu müssen.

Natürlich sind eine gewisse Disziplin und Ordnung im Leben notwendig.

Aber wenn man das übertreibt, erzeugt man in sich selbst einen enormen innerlichen Druck und Stress, der einem letzten Endes nur schadet.

Und auch das können wir Rheumatiker uns nicht mehr leisten.

Gelassenheit und innere Ruhe sind nun unser Ziel und wahre Medizin für unseren inneren Heilungsprozess.

Du kannst diese Eigenschaften pflegen, indem Du Dir ab und zu eine kleine Auszeit gönnst und Dich nicht mehr verrückt machst wegen Dingen, die ohnehin nicht zu ändern sind. Das ist nur sinnlos verschwendete Energie. Bewahre Dir lieber Deine Leichtigkeit, Deinen Humor und lass hin und wieder »fünf gerade sein«.

»Dein Leben ist ganz leicht, wenn Du es selbst nicht so schwer nimmst.«

Und das ist heilender Balsam für Seele und Körper.

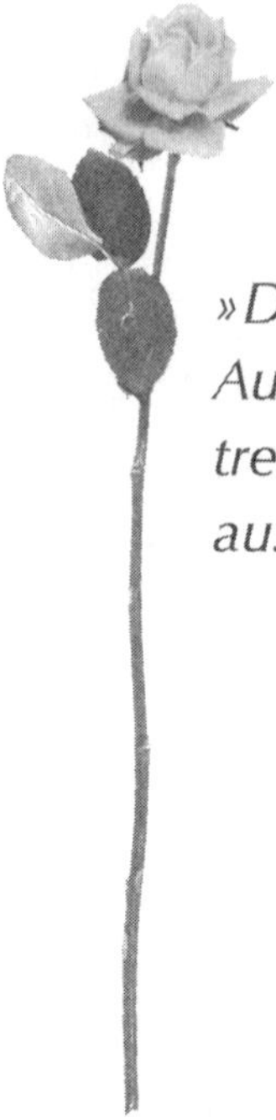

»Du kannst jetzt in diesem Augenblick die Wahl für Dich treffen, trotz Rheuma das Allerbeste aus Deinem Leben zu machen!«

11

Von den »gesunden« Gedanken

DU bist der Schöpfer Deines eigenen Reiches.

Denn In DEINEM Kopf denkst nur DU, niemand sonst!

An jedem neuen Tag, in jeder Stunde, in jeder Minute, ja sogar in jeder Sekunde erzeugst Du mit der Energie Deiner Gedanken Deine reale Welt.

Mit den Gedanken, die uns morgens beim Aufwachen durch den Kopf gehen, gestalten wir – unbewusst – unseren Tag. Früher war mir das nie so klar. Ich hatte schon beim Aufwachen oft schlechte und negative Gedanken, war mürrisch und mies gelaunt. Genauso wurde dann meistens auch mein Tag. Wie heißt es so schön im Volksmund? Man ist mit dem falschen Fuß oder mit dem »falschen Gedanken« aufgestanden!

Da ist es auf jeden Fall besser, jeden Morgen beim Aufwachen bewusst an etwas Schönes zu denken und sich zu sagen:

»Heute ist ein neuer, wundervoller Tag für mich. Ich werde ihn genießen, mich in ihm wohlfühlen und glücklich sein!«

Das sorgt wirklich für einen guten Start in den Tag! Probiere es doch einfach mal aus.

Natürlich ist es sehr schwer, dem Tag auch nur ein Quäntchen Gutes abzugewinnen, wenn man morgens mit steifen und schmerzenden Gelenken aufwacht und jede kleine Bewegung Höllenqualen verursacht. Es braucht schon sehr viel Disziplin, um diesen inneren Schweinehund, der einem ständig zuflüstert: »Es hat sowieso keinen Sinn. Alles ist hoffnungslos«, zum Teufel zu jagen und aus dem eigenen Bewusstsein zu vertreiben. Aber denke immer daran: In dem Moment, in dem Du diesem inneren Schweinehund nachgibst, gibst Du Dich selbst auf und blockierst damit Deinen Heilungsprozess.

Du bist es aber wert, dass Du um Dich selbst kämpfst. Bitte lass Dich nicht unterkriegen! Tu es Dir zuliebe. Denke an etwas Gutes. Reiß die geistigen Fenster Deines Bewusstseins auf und lass die Sonne herein!

Male Dir aus, wie Du heute ganz mühelos und leichtfüßig die Treppen hoch- und runterlaufen wirst oder Dir andere Bewegungen, die Dir im Moment schwerfallen, wieder ganz mühelos und völlig schmerzfrei gelingen.

Auch wenn Dir eine solche Vorstellung vielleicht nur für einige Sekunden gelingt, diese Sekunden sind bereits ein wertvoller Gewinn für Deine Gesundheit. Sie stärken Deine inneren Selbstheilungskräfte. Das ist es, was Dir guttut und was für Deinen Heilungsprozess wichtig ist!

Du bist der Schöpfer Deines inneren Reiches, und Du kannst Dir täglich tausend und noch mehr »heile« Gedanken erschaffen!

Du hast Dich doch nun dafür entschieden, Dich nicht einfach mit der Diagnose »unheilbar« abzufinden. Du glaubst daran, dass es trotz Rheuma ein erfülltes und glückliches Leben für Dich geben wird! Dann fülle Deinen Glauben jetzt mit Leben! Denke an die beiden Kanäle in Deinem Inneren. Sei Dein eigener Regisseur und erschaffe auf Deiner inneren »Glücksfrequenz« immer wieder neue Szenen für einen wunderschönen Film, der Dich selbst gesund und glücklich zeigt!

Eine sehr effektive Übung ist auch das sogenannte »Umschalten«. Wann immer Dir das Wort »Rheuma« in den Sinn kommt, ersetze es sofort durch »Gesundheit«. Oder den Gedanken »Schmerzen« durch »kerngesund«. So als würdest Du einen Lichtschalter betätigen, mit dem Du von einem dunklen Gedanken zu einem hellen wechselst! Schau selbst bei Dir nach, welche negativen Schlagwörter Du ersetzen kannst.

Dieses »Umschalten« ist auf Dauer unglaublich wirkungsvoll und stärkt Deinen Heilungsprozess noch zusätzlich. Und wenn Du damit noch eine besonders schöne Situation für Dich verbindest, wie einen Spaziergang am Strand, einen sonnigen Urlaubstag, eine innige Umarmung mit dem Menschen, den Du liebst ... dann wirkt es sogar noch intensiver.

Versuche es doch einfach mal. Es kostet Dich nichts, außer ein klein wenig Achtsamkeit im Umgang mit Deinen Gedanken. Aber das kannst Du üben, immer und immer wieder.

Sieh Dich in Deinen Vorstellungen bitte nicht mehr bewegungsunfähig und voller Schmerzen, sondern gelenkig und schmerzfrei, hüpfend, tanzend, Treppen laufend, joggend, was immer Du möchtest. Hauptsache, Du erschaffst in Dir positive Vorstellungen von Dir selbst.

Irgendwann geht das ganz automatisch, so wie beim Autofahren, und dann bist Du einen wichtigen Schritt weitergekommen auf Deinem Weg, Dein Bewusstsein auf Heilung und Gesundheit zu konzentrieren.

Du hast Dich für Heilung entschieden. Du *glaubst* an Heilung.

Nun ist es an Dir, Deinen Glauben lebendig werden zu lassen und ihn mit gesunden inneren Bildern und Vorstellungen zu versorgen.

Denke immer daran, dass Du Dir alles und wirklich *alles* vorstellen kannst, was immer Du Dir vorstellen möchtest. Dein Geist und Deine Vorstellungskraft sind unendlich und unbegrenzt, nur Du selbst kannst sie einschränken.

Je kreativer Du bist, je klarer Du Deine Bilder von Gesundheit visualisierst, umso schneller und stärker wirkt der Selbstheilungsprozess in Dir.

Denke nicht einfach nur an das Wort »Gesundheit«, sondern erschaffe in Dir ein möglichst klares, heiles Bild von Dir selbst, das Dich wieder gesund und ohne Bewegungseinschränkungen darstellt.

Es ist so wichtig für Deine Heilung, dass Du Dich wieder auf positive innere Einstellungen konzentrierst! Wenn Du ständig in Selbstzweifeln und Ängsten badest, förderst Du nur weiterhin das Rheuma in Dir!

Mit guten und gesunden Gedanken aber erzeugst Du in Dir ein neues Bewusstsein, das auf Hoffnung, Zuversicht und Gesundheit ausgerichtet ist.

Und das ist heilender Balsam für Seele und Körper.

12

Von den »heilen« Gefühlen

Unseren Glauben an Heilung und Gesundheit können wir um ein Vielfaches verstärken, wenn wir ihm ein entsprechendes Gefühl verleihen.

Das erreichen wir, indem wir uns das, was wir uns wünschen, so vorstellen, als wäre es bereits geschehen, und uns erlauben, in genau diesem Gefühl zu schwelgen, auch wenn es nur für einen kurzen Moment ist.

Nehmen wir einmal an, Du wünschst Dir, dass Du Dich wieder vollkommen schmerzfrei und leicht bewegen kannst.

Schließe die Augen und stell Dir für einen Augenblick vor, wie Du so leicht und beweglich wie ein kleines Kind durch den Garten springst, mühelos auf einen Baum kletterst, Dich bückst und streckst, um die wundervollen Blumen zu pflücken. Fühle, wie leicht sich Deine Beine und Deine Arme bewegen, wie Du Dich wie ein Wirbel um die eigene Achse drehst oder vor Freude Luftsprünge auf dem grünen Rasen vollführst. Spüre die angenehme Hitze in Deinem Körper, Deinen roten Wangen, fühle wieder, wie es ist, vollkommen außer Atem zu sein! Ist das nicht ein tolles Gefühl? Ist es nicht unglaublich *gut,* sich so zu fühlen?

Oder stell Dir vor, Du würdest wild und ausgelassen auf einer Party tanzen! Fühle, wie sich Dein Körper und alle Deine Glieder im Rhythmus der Musik hin- und herbewegen! So leicht und mühelos! Fühle, wie jede Bewegung ein absoluter Genuss ist und wie unglaublich gut sie Dir tut. Spüre Deine Ausgelassenheit, Deine Freude, Dein Glück!

Sieh Dich selbst, kerngesund und fröhlich in einer wunderschönen Landschaft wandern, auf einen Berg klettern, in einem klaren See schwimmen, Deinen Lieblingssport ausüben, in der Sonne faulenzen oder was auch immer!

Hauptsache ist, Du stellst es Dir vor und spürst das Gefühl von unbändiger Lebensfreude und Glück!

Selbst wenn es nur für Sekunden ist, diese wenigen Sekunden bringen Deinen inneren Heilungsprozess auf jeden Fall weiter als zehn Minuten, die Du mit negativen Gedanken und Gefühlen verschwendest!

Wenn Du Deinen Vorstellungen das entsprechende Gefühl verleihst, wird Dir Dein Körper prompt gehorchen und Dir auch genau dieses Gefühl verschaffen. Das tut er, seit Du geboren bist. Auch dafür gibt es genügend Beispiele:

»Du denkst an ein köstliches Essen, und schon läuft Dir vor Appetit das Wasser im Mund zusammen oder Du bekommst sofort richtigen Hunger!«

»Du denkst an eine saure Zitrone, und schon verzieht sich Dein Gesicht!«

»Du denkst an einen schönen Urlaub, und Dein Körper antwortet mit einem Wohlgefühl und Deine Muskeln entspannen sich augenblicklich.«

»Du denkst an einen Gruselfilm, und schon reagiert Dein Körper mit Anspannung, Angst und Gänsehaut.«

»Du denkst an einen Menschen, in den Du verliebt bist, und schon spürst Du Schmetterlinge im Bauch.«

Es gibt unendlich viele Beispiele, wie stark unser Körper auf unsere Gedanken und auf unsere Gefühle reagiert! Das, was wir im Inneren fühlen, präsentiert unser Körper auf der äußerlichen Ebene. Sowohl im Positiven wie auch im Negativen.

Schau Dir die Menschen um Dich herum einmal ganz genau an. Du wirst schnell feststellen, dass (leider) sehr vielen Menschen ihr Gram und Kummer geradezu ins Gesicht geschrieben steht. Ihre Mienen sind verbittert oder verhärmt. Sie haben das Lächeln völlig verlernt. Die Gedanken und Gefühle, die sie innerlich bewegen, lassen sich nur allzu leicht in ihren Mienen erkennen. Zusammengekniffene Lippen, heruntergezogene Mundwinkel, Sorgenfalten um die Augen – und das ist meist erst der Anfang. Was dann folgt, sind ganz oft irgendwelche Krankheiten. Das ist die Reaktion unseres Körpers, wenn wir uns ständig den negativen Gedanken und Gefühlen in uns hingeben.

Kannst Du Dir nun in etwa vorstellen, welch schlimmen Schaden wir uns selbst zufugen, wenn wir jahrelang dunkle Gefühle wie Verbitterung, Wut, Groll, Selbstmitleid, Neid oder sogar Hass mit uns herumtragen? Du schadest nicht dem anderen Menschen damit, wenn Du ihn abgrundtief hasst. Du schadest ausschließlich Dir selbst. Wut, Groll und Hass zerfressen DEINE Gefühle und DEINE Seele, nicht die des anderen.

Wenn Du aber Dein Rheuma loswerden und Deine Gesundheit wiederhaben und auch behalten möchtest, kannst Du Dir solche Gefühle ab sofort nicht mehr leisten!

Sie bewirken nämlich nur eines: Sie geben Deinem Rheuma die nötige Nahrung! Drum lass sie los. Du brauchst Sie ab sofort nicht mehr, denn Dein Blick ist ja ab sofort auf Deine Zukunft, und zwar auf Deine *gesunde* Zukunft, gerichtet. Die Vergangenheit ist ohnehin vorbei. Punkt. Du kannst daran nichts mehr ändern.

Also lass die Altlasten dort zurück, wo sie hingehören: in Deiner Vergangenheit!

Du hast Dich doch für die helle Seite, für Gesundheit, Liebe und Lebensfreude entschieden!

Das ist Dein neuer Weg, zurück ins Licht!

Spüre einmal ganz bewusst, wie wundervoll und beglückend sich diese Aussage in Dir anfühlt!

Auf gute Gefühle reagiert unser Körper sofort mit Wohlbehagen und Freude! Und in einem Körper, der sich so richtig gesund und heilt fühlt, ist zwangsläufig gar kein Platz mehr für eine Krankheit wie Rheuma!

Heile Gefühle sind unsere beste Chance, die Ausbreitung dieser Krankheit in uns auf Dauer zu stoppen.

Doch auch das Wahrnehmen und Entdecken unseres eigenen Körpergefühls will wieder gelernt oder trainiert sein.

Mal ehrlich, wann hast Du Dir das letzte Mal Zeit genommen, abzuschalten und in Deinen Körper hineinzufühlen? Kannst Du Dich noch daran erinnern?

Es ist so wichtig und gut für uns, wenn wir uns wieder auf unser Körpergefühl besinnen! Gerade bei Rheuma! Meditation ist übrigens eine sehr gute Hilfe, um dieses »In-uns-hinein-Fühlen« wieder zu trainieren.

Nur wir können in uns hineinspüren und erkennen, was uns wirklich gut tut, was wir gerade am meisten brauchen, was unsere Schmerzen lindert und was uns glücklich macht.

Kein Mensch auf dieser Welt außer uns selbst kann das! Mediziner, Heilpraktiker, Physiotherapeuten und wer auch immer, sie alle können Diagnosen stellen, uns Behandlungsmöglichkeiten aufzeigen und uns Ratschläge geben, aber letzten Endes muss doch jeder von uns für sich selbst herausfinden, was am besten hilft, um das Rheuma – vielleicht sogar für immer – zum Stillstand zu bringen.

Und genau das untersteht *unserer* Verantwortung. Wenn Du das ausschließlich anderen Menschen überlässt, wenn Du Dich nur auf andere verlässt, dann verlässt Du Dich selbst! Niemand kennt Dich und Deinen Körper so gut wie Du selbst! Und keiner kann Dein ureigenes Körpergefühl in irgendeiner Weise messen, untersuchen oder auch nur erahnen.

Schiebe diese Verantwortung nicht einfach an Deinen Arzt, Heilpraktiker oder wer auch immer Dich behandelt ab und warte darauf, dass diese Menschen nun DEINE Aufgabe erfüllen! Sie können das nicht für Dich erledigen, denn diese tägliche innere Arbeit kannst nur DU allein ausführen. *Niemand* kann Dir das abnehmen!

Es gibt mittlerweile immer mehr Ärzte und Mediziner, die versuchen, ihren Patienten wieder ein berechtigtes Maß an Eigenverantwortung nahezulegen. Und sie haben in meinen Augen absolut recht damit.

Wir müssen aufhören zu denken, dass ausschließlich andere Menschen für unsere Gesundheit und unser Heil verantwortlich sind!

Wir müssen aufhören zu denken, dass wir uns nur in ein Wartezimmer zu setzen brauchen, und alles andere macht dann schon der »Herr Doktor«.

So einfach geht es (leider) nicht. Das ist und bleibt UNSER Job. Und wie um Himmels willen soll uns eine Behandlung wirklich helfen, wenn wir innerlich noch dagegen arbeiten, indem wir die Überzeugung pflegen, dass sie ja sowieso nichts bringt?

Wir können uns nicht »waschen«, ohne mit Wasser in Berührung zu kommen!

Deshalb müssen wir uns wieder um uns kümmern, unsere Gefühle wahrnehmen und in uns hineinhorchen, was da gerade mit uns los ist, wo und was uns wehtut, was wir in diesem Augenblick am dringendsten brauchen und was wirklich gut für uns ist.

Bleibe bei Dir!

Sei achtsam mit dem, was Du fühlst.

Sei Dir stets bewusst, dass Deine Gefühle Deinen Glauben widerspiegeln, genauso wie Dein Glaube Deine Gefühle widerspiegelt. Erschaffe gute und gesunde Gefühle in Dir! Denke an die allerschönsten Momente in Deinem Leben und versuche, Dir diese Gefühle wieder in Erinnerung zu rufen und all das Herrliche noch einmal so zu spüren, genau so, wie es damals war. Das ist übrigens eine sehr schöne Übung, um sich innerliche »Glücksmomente« zu verschaffen.

Male Dir täglich und so oft es nur irgend geht im Geist Deine Gesundheit aus und versuche, sie in Dir zu fühlen. Fühle, wie leicht und unbeschwert Du Dich bewegen kannst. Male Dir im Geist aus, wie Du all die Dinge tust, die Du im Moment vielleicht nicht machen kannst. Oder fühle Dich zurück in einen Deiner schönsten Urlaube!

»Ich fühle mich in jeder Sekunde meines Lebens vital und vollkommen gesund!«

Und dann denke zum Beispiel an einen besonders schönen Tag am Meer. Die Sonne scheint von einem azurblauen Himmel, und Du wanderst den unendlichen Strand entlang. Fühle den sanften Wind auf Deinem Gesicht. Die anrollenden Wellen umspülen Deine Füße. Fühle, wie leicht und beweglich alle Deine Glieder und Gelenke sind. Lass dieses riesige Glücksgefühl in dir hochsteigen und freue Dich über Deinen kerngesunden Körper.

Dieser kleine »gefühlte« Urlaub dauert nur wenige Sekunden. Aber diese Sekunden sind so unglaublich wertvoll. Sie erfrischen uns und stärken unsere Lebenskraft. Ist das nicht um ein Vielfaches schöner und besser, als im Stau zu stehen und unentwegt trüben und traurigen Gedanken nachzuhängen?

An jedem neuen Tag, zu jeder Uhrzeit und so oft Du es willst kannst Du Dich in Deiner Vorstellung vollkommen schmerzfrei, beweglich und gesund fühlen.

Und das ist heilender Balsam für Seele und Körper.

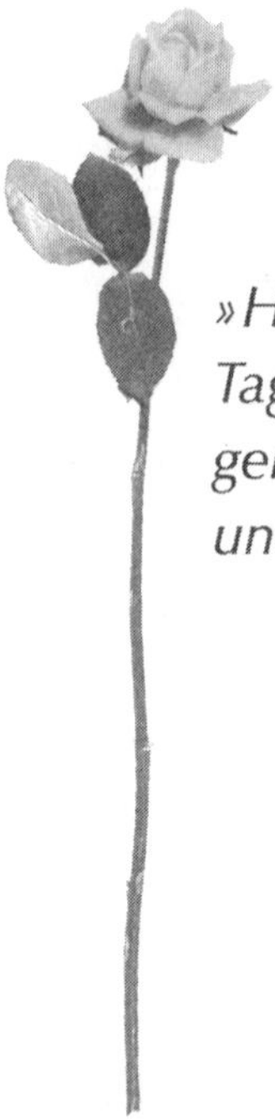

»Heute ist ein neuer, wundervoller Tag für mich. Ich werde ihn genießen, mich in ihm wohlfühlen und glücklich sein!«

13

Von der heilenden Kraft der Selbstliebe

Ein wichtiger Schritt in Richtung Genesung ist die Fähigkeit, sich selbst ohne Vorbehalte zu lieben und anzunehmen. Vielleicht denkst Du jetzt: Aber klar, das mache ich doch! Dann schau bitte mal genau hin und achte ganz bewusst auf Deine täglichen inneren Selbstdialoge. Du wirst erstaunt sein, wie viel negatives »Geplapper« da zum Vorschein kommt.

Wir Rheumapatienten neigen nämlich noch mehr als andere Menschen dazu, ständig etwas an uns auszusetzen und zu meckern zu haben, uns mit Selbstvorwürfen zu bestrafen und uns selbst herabzusetzen. Wir fühlen uns permanent zu klein, zu groß, zu dick, zu dünn, zu hässlich, zu dumm, zu arm, nicht liebenswert und was weiß ich nicht noch alles ...

Doch genau das können wir uns als Rheumapatient nicht mehr leisten!

So wie wir sind – und nicht anders –, sind wir in unserer Welt vollkommen in Ordnung und liebenswert!

Wann immer Dir in Zukunft ein Selbstvorwurf wie: »Was bin ich nur für ein Idiot!« in den Sinn kommt, tritt sofort auf die Bremse und schalte um auf

»Ich liebe mich so, wie ich gerade bin.«

Vielleicht denkst Du jetzt, dass das übertrieben ist. Das ist es nicht. Sehr viele Menschen – und Rheumatiker im Besonderen – neigen zu Selbstvorwürfen. Und das ist nicht gut für uns. Sich selbst zu lieben, sich anzunehmen und mit sich im Reinen zu sein, fördert unseren inneren Heilungsprozess weit mehr, als wir uns das vielleicht vorstellen können.

Als Rheumapatienten können wir es uns nicht mehr leisten, unser Selbstwertgefühl ausschließlich aus der Liebe und Zuneigung anderer Menschen zu beziehen, die sie uns ja auch sehr schnell wieder entziehen können. Vielmehr müssen wir unsere Eigenliebe und unseren Selbstwert auf eine Weise pflegen, dass wir eben nicht auf emotionale Zuwendung von anderen Menschen angewiesen sind.

Sich selbst lieben heißt, sich mit allen Ecken und Kanten zu akzeptieren, gut für sich zu sorgen und sich täglich auch selbst etwas Gutes zu tun. Und sei es nur ein strahlendes Lächeln, das man sich selbst im Spiegel schenkt!

Sich selbst lieben heißt, die eigenen guten Fähigkeiten zu erkennen und zu fördern, liebevoll, achtsam und nachsichtig mit sich selbst zu sein.

Sich selbst lieben heißt, gut für sich zu sorgen!

Sich selbst lieben heißt, gut auf sich aufzupassen.

Sich selbst lieben heißt, das Leben mit all seinen kleinen und großen Wundern jeden Tag aufs Neue anzunehmen und zu genießen!
Sich selbst lieben heißt, jeden Tag aus liebevollem Herzen JA zu sagen, zu sich und seinem Leben!

Und das ist heilender Balsam für Seele und Körper.

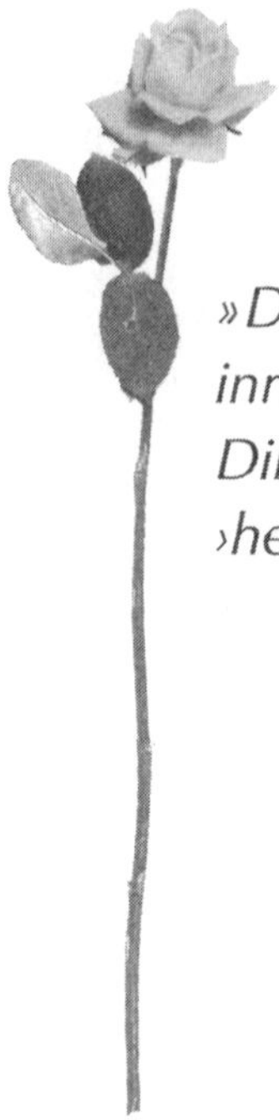

»Du bist der Schöpfer Deines inneren Reiches, und Du kannst Dir täglich tausend und noch mehr ›heile‹ Gedanken erschaffen!«

14

Vom heilenden Fluss unseres Lebens

Unser Leben gleicht einem Fluss!

Und dieser Fluss lässt uns leider hin und wieder auch mal in unbequeme, traurige und für uns sehr schlimme Strömungen geraten. Aber genau das gehört ebenso unabdingbar zu unserem Leben wie Geburt und Tod.

Es liegt nun einmal in der Natur der Dinge, dass dieser Fluss niemals gleichmäßig fließt. Mal plätschert er sanft in einem breiten, niedrigen Flussbett, mal entwickelt er sich zu einem reißenden Strom, mal ist er angestaut durch umgestürzte Bäume oder sonstige Hindernisse, mal ist er nur ein kleines dünnes Rinnsal, das sehnsüchtig nach einem starken Regen lechzt. Und genauso wandelt sich auch das Ufer dieses Flusses ständig. Mal fließt er durch einen dichten Wald, mal entlang an grünen Wiesen, wogenden Feldern oder Ortschaften, das alles ändert sich ständig.

Nichts bleibt für immer gleich.

Wenn Du diese Tatsache für Dich akzeptieren kann, wirst Du es viel einfacher im Leben haben. Besonders in den Momenten, die Dich unglücklich machen oder die Dir Sorgen und Angst bereiten. Du weißt dann auch, dass es hinter der nächsten Flussbiegung, im nächsten Augenblick schon wieder ganz anders sein kann.

Als der erste schlimme Rheumaschub in mir ausbrach, war von meinem inneren Lebensfluss nur noch ein dürres, ausgetrocknetes Flussbett übrig, denn ich hatte zugelassen, dass all die herrlichen Gefühle wie Lebensfreude, Lachen, Liebe und Zuversicht in erschreckendem Maße verkümmert waren.

Von Fließen konnte keine Rede mehr sein. Ich war mein größter Kritiker, ich konnte mir meine Fehler nicht verzeihen. Und ich war mein strengster Richter, der bei sich selbst niemals Gnade vor Recht walten lassen konnte. Für das Verhalten anderer Menschen konnte ich allerdings immer Verständnis aufbringen, deren Fehler konnte ich stets entschuldigen. Aber ich war vom Ehrgeiz besessen, alles besser machen, ja perfekt sein zu müssen.

Ich habe meinen Körper immer wieder zu Höchstleistungen angetrieben, ihm wenig Erholung und Entspannung gegönnt.

Jahrelang habe ich die schlimmen Erfahrungen aus längst vergangenen Zeiten wie in einem überdimensionalen Rucksack mit mir herumgetragen, sie immer wieder herausgeholt, sie voller Wut oder Trauer betrachtet, mich aufs Neue schlecht gefühlt und mich gegrämt und sie dann wieder in den Rucksack gepackt, statt sie endlich ein für allemal und endgültig dort zu lassen, was sie hingehören: in meiner Vergangenheit.

Obwohl ich ja damals verheiratet gewesen bin, war ich doch unendlich einsam. Innige Zweisamkeit, Wärme und Nähe gab es in meiner Ehe schon lange nicht mehr. Und statt meine Bedürfnisse einzufordern, hatte ich sie im Laufe der Zeit einfach verdrängt. Hatte ich mich mit dem Wenigen zufriedengegeben, was »Mann« bereit war, mir entgegenzubringen.

Nach außen hin funktionierte ich perfekt, aber in mir drin war eine eisige Starre. Ich hatte verlernt, mich selbst zu achten und liebevoll und nachsichtig mit mir umzugehen. Ich dachte, ich könnte auf das, was ich im Grunde so dringend zum Leben brauchte, verzichten, nur um es den anderen recht zu machen.

Der Gedanke, dass sich mein Leben irgendwie stark verändern könnte, machte mir Angst. Ich wollte mit aller Gewalt festhalten, was mir gar nicht gut getan, ja was mich sogar krank gemacht hat.

Wie oft bin ich in den frühen Morgenstunden vor Schmerzen aufgewacht, und meine beiden Hände waren zu Fäusten verkrümmt. So als hätte ich während des Schlafs Angst gehabt, dass mir jemand etwas wegnimmt.

Vielleicht waren die geballten Fäuste auch ein Zeichen meiner Wut, die ich nie richtig ausgelebt habe. Es fällt mir einfach sehr schwer, sie wirklich zuzulassen. Das Problem war nur, dass diese Wut ja in mir brannte und damit niemand anderem schadete als mir selbst. Nachdem mir das bewusst geworden war, begann ich damit, das Loslassen zu üben. Wann immer ich merkte, dass ich meine Hände zu Fäusten geballt hatte, öffnete ich sie weit, um dem Universum zu zeigen, dass ich bereit war, meine Ängste, meine Wut oder was auch immer loszulassen. Diese Übung mache ich heute noch sehr oft.

Unser Leben verändert sich ständig, manchmal komplett an einem einzigen Tag. Und das ist im Grunde das einzig Konstante. Wenn Du Dich innerlich darauf einstellen kannst, dass wirklich nichts so bleibt, wie es ist, dann fließt Du geborgen wie ein kostbarer kleiner Tropfen im Fluss Deines Lebens, egal was auf Dich zukommt.

Auch wenn es manchmal sehr schwerfällt:

Nehme es an, so wie es ist, und habe keine Angst davor.

Für jede Aufgabe, die uns gestellt wird in diesem Leben, erhalten wir auch die nötige Kraft und Stärke, um sie zu bewältigen.

Hadere nicht mit Deinem Schicksal, mit Gott oder wem oder was auch immer, weil gerade Du an Rheuma erkrankt bist. Verschwende Deine Energie nicht damit, Dir darüber den Kopf zu zerbrechen, warum und wieso das ausgerechnet Dir passiert ist. Das bringt Dich nicht weiter.

Akzeptiere, was ist, und konzentriere Dich ab sofort auf Deine Heilung, Deine Gesundheit und auf ein erfülltes Leben, trotz Rheuma. Das ist Dein Ziel!

Der Fluss Deines Lebens fließt immer weiter. Und er hört nicht mit dem Rheuma auf. Rheuma ist wie eine unerwartete Flussbiegung, hinter der sich das Wasser eine Zeit lang staut, bis es sich wieder einen Weg gebahnt hat und weiterfließen kann. Denn das Wasser Deines Lebens ist wie eine Urgewalt und um ein Vielfaches stärker als alles, was Dir in Deinem Leben widerfährt oder sich Dir in den Weg stellt.

Lass Dich doch einfach mal treiben, entspanne Dich und nimm Dein Leben so, wie es gerade fließt!
Lache, weine, freue Dich, tröste, tanze, schreie, singe ...
Wonach auch immer Dir gerade zumute ist, tu es einfach mal wieder!

Mach Dir keine Gedanken darüber, was andere von Dir denken könnten. Wahrscheinlich hast Du das sowieso schon viel zu lange getan!

Es ist doch Dein Leben, und Du entscheidest darüber. Erlaube es Dir! Wenn Du es nicht tust und Dir selbst nicht erlaubst, so zu sein, wie Du sein möchtest, dann erlaubt es Dir auch kein anderer.

Lebe und liebe Deine Emotionen! Lass sie nicht in Deinem Körper gefrieren, bis Du innerlich kalt und bewegungsfähig bist! Das fördert nur das Rheuma in Dir und sonst gar nichts!

Tu Dir jeden Tag ganz bewusst etwas Gutes. Koch Dir Dein Leibgericht! Gönne Dir ein entspanntes Bad in der Wanne! Kauf Dir etwas, was Dir Freude bereitet! Sei einfach achtsam und gut zu Dir selbst! Schenke Dir und der Welt ein Lächeln und lass die Wärme zurück in Dein Herz! Wärme ... für Dich, die Menschen und Tiere, die Du liebst, ja für unser ganzes herrliches Universum.

Und genau diese Wärme wird vielfach auf Dich zurückstrahlen.

Lebe, liebe und lache
und bleibe im Fluss Deines Lebens!

Es gibt kein besseres Rezept für ein erfülltes und gesundes Leben!

Und das ist heilender Balsam für Seele und Körper.

15

»Ich bin ...«

»Ich bin« ist – im Positiven verwendet – einer der wirkungsvollsten inneren Heilungsverstärker.

Bei unseren täglichen inneren Selbstgesprächen kommen allerdings eher Gedanken in uns zum Vorschein wie: »Ich würde mir wünschen, dass ...« oder: »Ich wäre so gerne ...«, stets gefolgt von »Wenn dies oder das nicht dagegen spräche« oder »Wenn dies oder das geschehen ist« ...

Lauter vage, selbstzweifelnde und einschränkende Aussagen.

Dagegen ist ein ICH BIN nicht vielleicht oder morgen, übermorgen oder sonst irgendwann, sondern *jetzt, genau in diesem Augenblick.*

ICH BIN heißt, dass alles, was ich mir vorstelle oder wünsche, sich bereits in diesem Moment erfüllt hat und passiert ist. Das Ziel ist erreicht.

Und deshalb hat eine »Ich bin«-Aussage eine sehr viel stärkere Wirkung.

Doch Vorsicht! Wie bereits gesagt, Dein Unterbewusstsein unterscheidet nicht zwischen negativ und positiv. Wenn

Du Dir also ständig sagst: »Ich bin ja doch zu krank, zu schwach, zu bewegungsunfähig« und so weiter, dann verstärkst Du in diesem Moment natürlich *diese* ungesunden inneren Glaubenssätze.

Darum achte auf Deine Gedanken und halte Dich nicht auf mit »halben Sachen« wie »Hoffentlich werde ich wieder gesund« oder »Ich würde mir wünschen, dass ich eines Tages wieder gesund werde«.

Das sind alles vage und zweifelnde innere Aussagen, die irgendwann in der Zukunft liegen.

Deine Zeit, um wieder heil zu werden, ist aber JETZT! Genau in diesem Augenblick!
Genau JETZT ist der richtige Moment, um zu denken: ICH BIN HEIL UND GESUND!

Ein ICH BIN ist nämlich über jeden Zweifel erhaben!

Und genau das ist es, was wir, was unser Körper braucht, um heilen zu können. Alles innerliche Hoffen, Bangen und Befürchten bringt uns nur genau das, was es aussagt, eine unerfüllte Hoffnung, ein ängstliches Bangen und eine innere Furcht, die unserem Selbstheilungsprozess absolut nicht förderlich ist.

Unser Körper kann nicht gesund werden und all die Medikamente und Therapien können nicht wirken, wenn unser Bewusstsein ständig daran zweifelt und insgeheim eher an eine Verschlimmerung des Rheumas als an Heilung glaubt.

In Momenten der Niedergeschlagenheit und Angst ist es sehr wichtig, sich selbst zu unterstützen und wieder aufzurichten, und zwar mit einem kräftigen:

»ICH BIN kerngesund« oder: »ICH BIN vollkommen heil.«

Wenn Du diese Worte dann noch laut und im Brustton der Überzeugung aus Dir hinausschmetterst in diese wunderschöne Welt, in dieses unendliche Universum, umso besser! Das verleiht dem Ganzen den entsprechenden Nachdruck!

Und weißt Du, was das Schönste daran ist? Dein Körper reagiert auf eine dermaßen gute innere Einstellung sofort mit dem wundervollen Gefühl von Wohlbehagen und Gesundheit. Und das ist es doch, was unseren inneren Heilungsprozess in Gang setzt. Probiere es einfach mal aus! Tu es für Dich! Du bist Dir das wert!

Auch wenn ich mich wiederhole:

Das *Aller-Aller-Allerwichtigste*, um wieder gesund zu werden, ist wirklich ein achtsamer und bewusster Umgang mit unseren Gedanken, die ja leider nur zu oft wie ein wildgewordener, wütender Bienenschwarm in unserem Kopf herumschwirren. Es ist nicht leicht, diese tägliche innere Gedankenflut unter Kontrolle zu bringen, aber es lohnt sich unendlich, dunkle Gedanken ganz bewusst »einzufangen« und sie in helle, freundliche Gedanken und Gefühle umzuwandeln. Gerade und besonders, wenn wir eine Krankheit wie Rheuma haben.

Wann immer sich Gedanken in Dein Bewusstsein schleichen wie »Ich werde das Rheuma nie mehr los«, »Ich bin unheilbar krank« oder »Ich kann mich bald gar nicht mehr bewegen«, ersetze sie am besten sofort durch »ICH BIN HEIL UND GESUND«.

Jage alle Zweifel und düsteren Gedanken mit einem kräftigen und lauten

ICH BIN HEIL UND GESUND!

aus Deinem Bewusstsein. Das ist eine Affirmation oder positive Verstärkung. Sie sind dafür das beste Mittel. Sie wirken wie ein gutes Insektenspray gegen lästige Mücken. Je mehr von ihnen Du in Dein geistiges Haus aufnimmst, umso besser geht es Dir. Also mach Dich auf die Jagd nach den gedanklichen »Plage-Geistern«, die Dir nicht guttun. Je mehr Du durch Affirmationen zum Verschwinden bringst, desto besser für Deinen Heilungsprozess.

Du kannst zehnmal, hundertmal oder sogar tausendmal am Tag immer wieder für Dich selbst bekräftigen, was Du in Deinem Leben haben willst, was Du Dir wünschst, einfach indem Du Dir genau das mit einem kräftigen »ICH BIN ...« immer wieder selbst bestätigst. Dafür brauchst Du nicht einmal extra Zeit. Das geht im Stau, in der Schlange vor der Kasse am Supermarkt, im Wartezimmer beim Arzt – immer und überall ...

Nutze diese Kraft!

»Ich *bin* vollkommen heil und gesund!«
»Ich *bin* so beweglich und gelenkig wie ein kleines Kind!«
»Ich *bin* jetzt völlig schmerzfrei! Das ist so herrlich!«

Was auch immer Du Dir wünschst im Leben – Deine Vorstellung, Dein Geist ist unendlich, frei und unbegrenzt.

Nur Du selbst – und ich wiederhole: NUR DU SELBST – kannst ihn begrenzen, indem Du zweifelst und Dir selbst in Gedanken irgendwelche Schranken setzt.

Wenn Du also willst, dass Deine Behandlung, Deine Medikamente so gut wie nur irgend möglich wirken, wenn Du wieder gesund sein möchtest, dann ist es Deine – und ich wiederhole – allein DEINE Aufgabe, von ganzem Herzen an Deine Gesundwerdung zu glauben und Deine innere Einstellung genau darauf zu konzentrieren! Das kann niemand anderes für Dich übernehmen!

Schreibe auf ein großes Plakat all das, was Du sein willst, also das, was DU BIST! Hänge dieses Plakat an einen Platz in Deiner Wohnung oder in Deinem Haus, an dem Du sehr oft vorbeikommst. So kannst Du Dich selbst immer wieder daran erinnern, dass Du gesund, beweglich, schmerzfrei und rundum gesund bist!

Mit einer solchen Einstellung BIST DU auf dem besten Wege, Deinem Rheuma die geistige Grundlage und den inneren Nährboden zu entziehen.

Und das ist heilender Balsam für Seele und Körper.

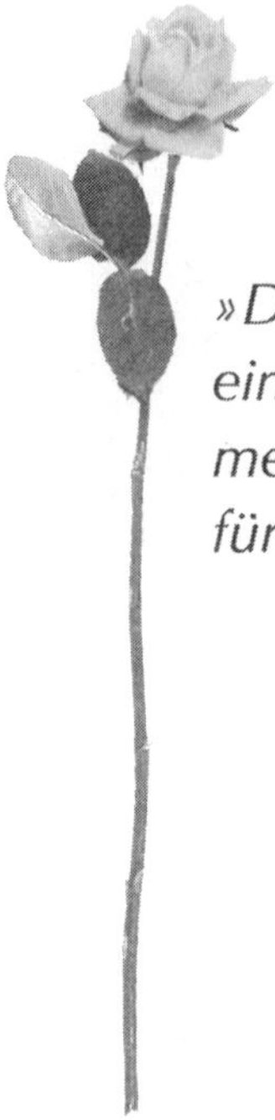

»Danke für dieses Leben, das so einzigartig und herrlich ist. Danke für meine Heilung und Gesundheit. Danke für all das Gute in meinem Leben!«

16

Von der heilenden Kraft tiefer Dankbarkeit

Aufrichtige und innige Dankbarkeit, die ganz tief aus dem Herzen kommt, ist einer der wundervollsten inneren Heilungsverstärker überhaupt!

Liebevolle Dankbarkeit ist wie ein zärtliches Streicheln für unsere empfindliche, nach Liebe und Anerkennung hungernde Seele. Es ist die allerbeste Energie für unseren inneren Heilungsprozess. Und es ist Balsam für die empfindlichen Seelen anderer Menschen, wenn wir ihnen aufrichtig und von ganzem Herzen danken!

Dankbarkeit ist Liebe, die uns manchmal zu Tränen rührt.

Wann hattest Du das letzte Mal dieses beglückende Gefühl von Dankbarkeit, die aus Deinem Inneren emporströmt und Dein Herz zum Übersprudeln bringt?

Wann hast Du das letzte Mal jemand aus Dankbarkeit umarmt und ihn liebevoll gedrückt?

Wann hast Du das letzte Mal vor Freude und Dankbarkeit Luftsprünge vollführt?

Wann warst DU das letzte Mal vor Dankbarkeit zu Tränen gerührt?

Kannst Du Dich noch daran erinnern oder ist es schon so lange her, dass Du es fast vergessen hast?

Dankbarkeit ist für unseren Heilungsprozess enorm wichtig! Wenn wir für etwas danken, geben wir dem Universum zu verstehen, dass wir das, was uns widerfahren ist oder was wir erhalten haben, sehr zu schätzen wissen. Und nach dem Gesetz der Anziehung werden wir dann von dem, was wir durch unsere Dankbarkeit verstärken, sogar noch mehr erhalten!

So viele Dinge – gerade in unserer westlichen Industriegesellschaft – sind für uns dermaßen alltäglich geworden, dass wir sie einfach als gegeben hinnehmen. Es ist für uns ganz selbstverständlich, dass wir ständig sauberes Trinkwasser haben, in beheizten Häusern und Wohnungen leben, mit Strom versorgt werden und dass wir in der Regel weder Hunger noch Durst leiden und auch nicht unter schlimmen hygienischen Bedingungen leben müssen.

Genauso selbstverständlich nehmen wir unseren Körper mit all seinen wundervollen Funktionen als gegeben hin. Wir vergiften ihn mit zu viel und/oder schlechtem Essen, mit Alkohol, Zigaretten und sonstigen Drogen. Wir strapazieren ihn mit zu wenig oder zu viel sportlicher Betätigung. Wir setzen ihn permanent unter Stress, verschaffen ihm zu wenig Schlaf und züchten in ihm oft ein ganzes Dasein lang schlechte Gefühle wie Neid, Eifersucht, Hass, Groll, Traurigkeit und Verbitterung am Leben.

Trotzdem funktioniert er, über Jahre oder gar Jahrzehnte hinweg. Gesundheit ist für uns die normalste Sache der Welt. Wir machen uns in der Regel sehr wenige bis gar keine Gedanken darüber. Wir sind kein bisschen dankbar mehr dafür, dass wir dieses Leben wahrlich *mit allen Sinnen* erleben dürfen, dass wir sehen, fühlen, riechen, hören und schmecken und uns nach Lust und Laune bewegen können. Es ist *selbstverständlich* für uns.

Und dann werden wir mit einer Krankheit wie Rheuma konfrontiert. Auf einmal ist nichts mehr so, wie es war. Es ist plötzlich nicht einmal mehr selbstverständlich, dass man allein und ohne fremde Hilfe Treppen steigen kann!

Ich weiß nicht, wie es Dir damit geht, aber mich hat das Rheuma wieder Demut, Respekt und Dankbarkeit gelehrt. All diese fürchterlichen Schmerzen haben mich wieder erkennen lassen, wie einzigartig und großartig mein Körper ist und was er alles leisten kann. Ich habe begriffen, welch kostbares Geschenk er ist. Und ich habe gelernt, dass Gesundheit wirklich das *Aller-Allerwertvollste* in unserem Leben ist!

Heute bin ich dankbar und sehr froh, wenn ich morgens aufstehen und ganz normal laufen kann, schmerzfrei und ohne Einschränkungen. Ich bin unendlich glücklich darüber, dass ich meine Gelenke und Glieder bewegen und wieder alles machen kann, was mir am Herzen liegt.

Ich hätte niemals auch nur im Entferntesten gedacht, dass ich einmal überglücklich darüber sein würde, dass ich mit meinen Händen wieder einen Dosen- oder Flaschendeckel aufschrauben oder mit einem Messer eine Scheibe von einem Laib Brot abschneiden kann! Vor ein paar Jahren hätte ich über die Vorstellung, dafür dankbar sein zu können, wahrscheinlich lauthals gelacht!

Seit ich mit Rheuma konfrontiert wurde, bin ich dankbar für all die kleinen Dinge in meinem Leben, die ich so lange Zeit nicht mehr wahrgenommen hatte, eben weil sie ja all die Jahre meines Lebens so ganz selbstverständlich waren.

Ich habe gelernt, mich wieder über die warmen Sonnenstrahlen, über die herrliche Natur, einen einsamen Spaziergang im Wald, das freudig strahlende Gesicht eines Kindes zu freuen. Ich freue mich darüber, wenn mir jemand ein Lächeln schenkt, mir ein Lob ausspricht oder mir sonst irgendwie etwas Gutes tut, auch wenn es sich in einer noch so kleinen Geste ausdrückt. Ich bin dankbar für all die geliebten Menschen, die ich um mich haben darf und die für mich da sind.

Ich bin dankbar für jeden noch so winzigen Schritt, der mich auf meinem Weg der Gesundung weiterbringt. Und ich bin dankbar für all die wundervollen Heilmethoden, die Therapien und Medikamente, die es gibt, um eine Krankheit wie Rheuma zu lindern, zum Stillstand zu bringen oder eines Tages sogar gänzlich zu heilen.

Genau das vergessen oder übersehen wir sehr oft in unserem Leben! Dabei ist es doch so unendlich wichtig:

> ***Danke dem Universum oder dem, an wen oder was Du auch immer glaubst, für jeden noch so kleinen Heilungserfolg, glaube daran und gehe diesen Weg weiter.***

Wenn Du jetzt aus Gründen der Bequemlichkeit oder aus lauter Ungeduld, weil es Dir vielleicht nicht schnell genug geht mit der Gesundwerdung, aufhörst, dankbar zu sein, dann hat das Rheuma Dich bald vollkommen im Griff.

Eine andere Alternative gibt es nicht.

Du kannst Dich damit abfinden oder an Deinem Heilungsprozess arbeiten. Aber Heilung kann nur dann geschehen, wenn Du Dein Bewusstsein, Dein ganzes Denken und Fühlen auf Gesundheit ausrichtest.

Gib nicht auf, auch wenn Du hin und wieder das Gefühl hast, dass das alles sowieso umsonst ist. Solche Momente hat jeder von uns. Sie gehen vorüber. Auf jede dunkle Nacht folgt das strahlende, helle Licht des neuen Tages! Der Glaube an Heilung und Gesundheit ist auf jeden Fall unendlich viel besser als die Resignation.

Danke allen Menschen, die Dir auf diesem Wege begegnen und Dir bei Deiner Heilung und Gesundwerdung auf irgendeine Art und Weise – und sei es nur mit einem kleinen Tipp – behilflich waren. Nimm es nicht als selbstverständlich hin, sondern freue Dich darüber und sei dankbar! Danke für all die Möglichkeiten, die sich Dir bieten, um wieder gesund zu sein und zu bleiben.

Sei dankbar für dieses wundervolle Leben, das Du geschenkt bekommen hast. Wenn Du stark bist und an Heilung und Gesundheit glaubst, dann werden auch andere Menschen von Deinem Glauben, Deinem Mut und Deiner Zuversicht profitieren.

Du würdest damit also nicht nur Dir selbst, sondern auch anderen Menschen, die an Rheuma leiden, eine große Hilfe und ein Vorbild sein. Wäre das nicht wundervoll?

Ich stelle mir immer wieder vor, dass nun Menschen überall auf der Welt, die zurzeit an Rheuma erkrankt sind, endlich damit beginnen, wieder an Gesundheit zu glauben und wir dadurch eine unglaublich große und starke Energie erschaffen, die uns allen ganz viel Heil und Gesundheit bringt!

Und ich male mir dabei aus, dass jeder gute Gedanke, den Du denkst oder den ich denke, diese wundervolle heilende Energie noch um ein Vielfaches verstärkt!

Ist das nicht eine herrliche Vorstellung?

Mag sein, dass sie vielleicht sehr weit hergeholt erscheint, aber ist diese Vorstellung nicht trotzdem tausendmal schöner und wohltuender als die ständigen Gedanken daran, dass Du und ich und Millionen von Menschen unheilbar krank sind?

DANKE für dieses Leben, das so einzigartig
und herrlich ist.
DANKE für Deine Heilung und Gesundheit!
DANKE für all das Gute in Deinem Leben!

Und auch ich möchte mich bei Dir zum Abschluss dieser kleinen »Reise« gern bedanken.

Ich DANKE DIR dafür,
dass Du diesen Weg mit mir und allen anderen gehst,
dass auch Du Dich dafür entschieden hast,
an Heilung und Gesundheit zu glauben.

Ich danke Dir dafür,
dass Du damit auch anderen Menschen
Mut und Hoffnung machst.

Und das ist Balsam für unser aller Seele und Körper.

Zum guten Ende

Ich würde mich sehr freuen, wenn Du etwas von dieser kleinen »Reise« für Dich mitnehmen konntest, ein bisschen Trost, ein bisschen Mut oder vielleicht die eine oder andere positive Anregung, um das Leben mit Rheuma für Dich ein wenig erträglicher zu machen.

Näheres zu diesem Buch, Termine von Lesungen, Vorträgen, Workshops und dergleichen mehr findest Du auf meiner Website **www.heile-rheuma-heile.de.**

Dort ist auch meine E-Mail-Adresse angegeben, unter der Du mir gern Deine Meinung oder eigene Erfahrungen mailen, Fragen stellen oder Anregungen und Tipps weiterleiten kannst.

Ich freue mich sehr über Deine Nachricht und werde Dir ganz bestimmt antworten, auch wenn es unter Umständen etwas länger dauern kann.

Nun möchte ich Dir, ganz persönlich, noch alles Liebe und Gute, sehr viel Gesundheit und ein wahres Feuerwerk an heilen Gedanken und Gefühlen wünschen!

Sei gut zu Dir selbst und genieße Dein Dasein auf dieser wunderschönen Erde.

In Liebe, Deine Tina

»Rheuma ist kein Schicksalsschlag, sondern der Beginn einer Reise zu sich selbst.«

Tina Denk-Dominik

ist Immobilienkauffrau, Sängerin und leidenschaftliche Reiterin. Sie kam bereits in jungen Jahren mit ihrer spirituellen Seite in Berührung und entwickelte sehr früh eine ganz besondere Intuition und Wahrnehmungsfähigkeit, die sich auch in ihrem langjährigen Hobby widerspiegelt, der Deutung von Tarot- und Zigeunerkarten. Getrieben von dem Wunsch, einen höheren Sinn in all dem zu erkennen, was uns im Leben widerfährt, folgten – verstärkt nach der Erkrankung an Rheumatoider Arthritis – intensive Erfahrungen unter anderem in den Bereichen Positives Denken und Fühlen, Heilmeditation, Kinesiologie, Homöopathie, Energiebehandlung, Traumdeutung, Kreatives Visualisieren, Familienaufstellung nach Bert Hellinger, Synergetiktherapie, Anwendung von Heilsteinen, Pendeln, Klangschalen-Behandlung und Tai-Chi. So führte sie ihr Weg auch zu dem bekannten Geistheiler Axel Philippi, der ihre spirituelle Begabung auf Anhieb erkannte und sie durch Initiation in die Chakren- und Aurabehandlung einweihte.

»Heilung muss zuallererst in unserem Bewusstsein erfolgen, damit der Körper folgen kann.«

Seit einigen Jahren beschäftigt sie sich mit den psychischen Hintergründen rheumatischer Erkrankungen und ist immer auf der Suche nach alternativen Behandlungsmethoden, wobei sie die Schaffung eines »gesunden Bewusstseins« für den allerersten und wichtigsten Schritt überhaupt hält. Mit dieser Einstellung und einer gesunden Portion »spiritueller Neugierde« gelang es ihr, für sich eine individuelle Therapie zur Aktivierung der Selbstheilungskräfte zu gestalten, die ihr wieder ein ganz normales Leben fast gänzlich ohne Medikamente ermöglicht. Ihr Ziel ist es nun, auch anderen Rheumapatienten dabei zu helfen, besser mit dieser Krankheit umgehen zu können und den eigenen Heilungsprozess zu aktivieren.

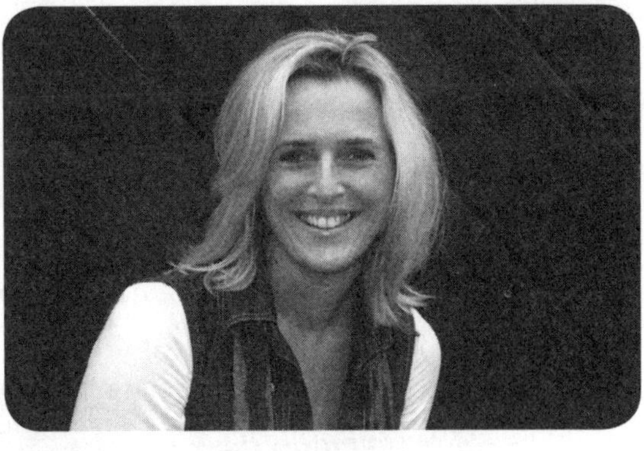

»Erfahren Sie das Geheimnis, das uns alle verbindet!«

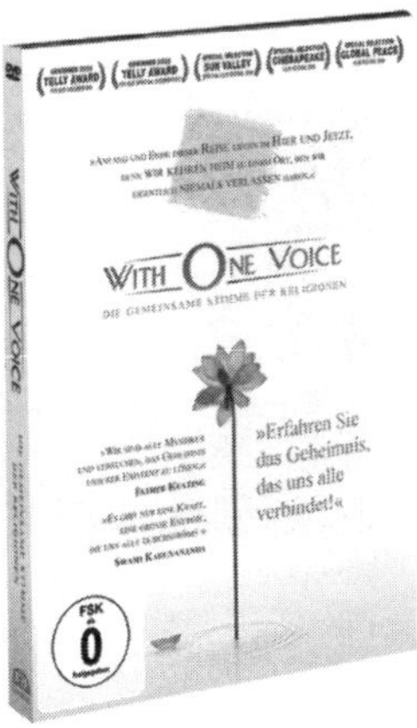

WITH ONE VOICE – DIE GEMEINSAME STIMME DER RELIGIONEN

Ein Film von Eric Temple
78 Minuten und Special Bonus:
Trailershow, Filmclips, Interview
Amra Cinema DVD, € 22,95

ISBN 978-3-939373-67-4

Zum ersten Mal sind 22 große Mystiker aus 14 großen spirituellen Traditionen der Welt zusammengekommen, um ihre persönlichen Erfahrungen miteinander zu teilen. In einer lebensbejahenden Dokumentation über das Wesen des Göttlichen und den Weg zum spirituellen Erwachen zeigen sie, dass alle unsere Probleme in Wahrheit eins sind: dass wir die Verbindung mit der unendlichen Quelle, die uns erhält, verloren haben. Und sie zeigen, dass wir kurz vor der Lösung stehen: der erneuten Anbindung, damit wir mit einer Stimme reden können.

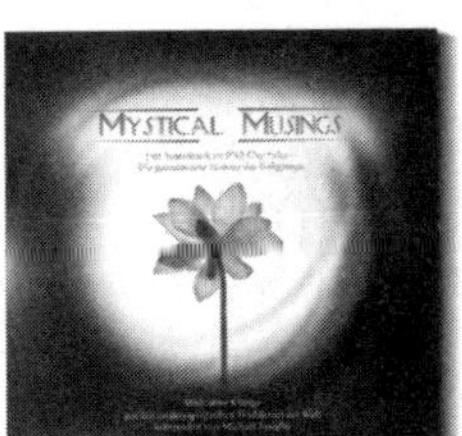

MYSTICAL MUSINGS

Der Soundtrack zu »With One Voice«
komponiert von Michael Josephs
Amra Records, 43 Minuten; € 17,95

ISBN 978-3-939373-66-7

Ein einzigartiges Arrangement von Instrumenten, Stimmen und Melodien, darauf abgestellt, im Zuhörer ein Gefühl von Frieden und Gegenwärtigkeit wachzurufen, das mit den Botschaften dieser bewussten und offenherzigen Menschen in Harmonie steht.

Trailer und Hörproben auf www.AmraVerlag.de

Patricia Spadaro

ACHTE DICH SELBST!

Die innere Kunst des Gebens und Annehmens

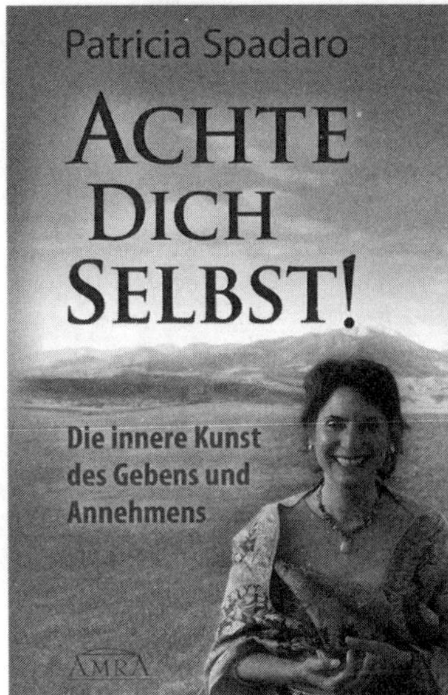

288 Seiten, mit Leseband und Schutzumschlag
Amra Verlag, € 19,95

ISBN 978-3-939373-56-8

Patricia Spadaro zeigt, wie Sie ein Leben voller Hingabe führen können – bei gleichzeitiger Entfaltung all Ihrer Möglichkeiten. Sollen Sie sich für andere aufopfern oder selbst beschenken? Großzügig sein oder Grenzen setzen? In einer Beziehung bleiben oder sich daraus verabschieden? Wenn Sie die Schritte lernen, um das Gleichgewicht zu halten, können Sie tanzen – und es entfaltet sich der Zauber des Lebens.

»Patricia Spadaro ist eine wundervolle Führerin durch die inneren Reiche des Herzens. Ihre Worte geben mir immer wieder Kraft.«

Marianne Williamson, Autorin von Rückkehr zur Liebe

Gewinner des Nautilus Award 2010 und des National Indie Excellence Award 2010 – ein Buch, das die Welt verändert!

Patricia Spadaro ist eine international bekannte Autorin und Expertin für praktische Spiritualität. Sie ist Mitverfasserin von sechs Bestsellern über Persönlichkeitsentwicklung und den Vorbildcharakter weiser alter Kulturen für unsere Zeit. Ihre Bücher werden in dreißig Ländern gelesen.

Leseproben auf www.AmraVerlag.de